U0226278

21个

[日] 坂井建雄 著

范唯 译

被"淘汰"的人体器官

天津出版传媒集团

天津科学技术出版社

著作权合同登记号：图字02-2020-169号

图书在版编目（CIP）数据

21个被"淘汰"的人体器官 /（日）坂井建雄著；
范唯译. -- 天津：天津科学技术出版社，2020.12

ISBN 978-7-5576-8704-5

Ⅰ.①2… Ⅱ.①坂… ②范… Ⅲ.①人体器官—普及
读物 Ⅳ.①R322-49

中国版本图书馆CIP数据核字（2020）第186567号

───────────────────────────

21个被"淘汰"的人体器官

21 GE BEI TAOTAI DE RENTI QIGUAN

责任编辑：刘丽燕

责任印制：兰　毅

出　　版：天津出版传媒集团
　　　　　天津科学技术出版社

地　　址：天津市西康路35号

邮　　编：300051

电　　话：（022）23332490

网　　址：www.tjkjcbs.com.cn

发　　行：新华书店经销

印　　刷：三河市金元印装有限公司

───────────────────────────

开本 889×1194　1/32　印张6　字数94 000

2020年12月第1版第1次印刷

定价：49.80元

前言

对于人类的每一个个体而言，我们的身体都是倍加珍贵的。大脑、心脏、肝脏等各个身体器官，各自发挥着重要的作用，维持着我们的生命。支撑身体结构的骨骼、辅助四肢活动的肌肉、向全身输送血液的血管，以及传达指令的神经等，遍布于身体的每个角落。在显微镜下我们可以观察到，各个器官的特定细胞在人体内的稳定环境中展开生命活动，实现了营养物质的消化吸收、氧气与二氧化碳的呼吸循环、神经兴奋与肌肉收缩等多种多样的身体机能。

人体结构如此之精密，常常令人觉得不可思议。人身上的部位没有一处是无用的。可以说，人体就是一个精妙绝伦、完美无瑕的小宇宙。

然而，即便如此，人体中仍然存在着一些突兀之处，甚至令人感到诧异。这与地球上最早出现的脊椎动物向人类进化的长达5亿5000万年的进化史有着深刻的关联。人类身体的进化，最早始于无颌鱼类，之后衍化出可动的下颌，并由水里来到陆地，进化出四肢，转变为可在陆地环境中繁殖的爬虫类，又进化为具备强大体能、高度活动能力的哺乳类，之后经过栖息于树上的猿猴阶段，最终进化为拥有高度智慧的人类。

在这一进化历程中，有一些过去曾经高度活跃的器官逐渐退化至无用，仅仅留下了一点痕迹，或已转变为其他用途。这些器官，可以说是人类进化史的活生生的例证。这就是本书将要讲述的"被淘汰的器官"。

我们希望通过这些隐藏于人体中的"被淘汰的器官"，使诸位读者感受到人类长达 5 亿 5000 万年的波澜壮阔的进化史。

顺天堂大学教授　坂井建雄

目录

第一章 ## 从头到脚的"退化"

第二章 骨头的隐秘进化史

第三章 没有一块肌肉是无用的

第一章

从头到脚的"退化"

1

从不撒谎的费洛蒙：犁鼻器

每当电视画面中出现一位气质出众、美艳绝伦的女性时，人们常常会说："她浑身散发着费洛蒙[1]！"

费洛蒙，是产生于生物体内的一种信息化学物质，分泌至体外后，可在同类生物中激发某种行为。以昆虫为例：蜂王释放出的费洛蒙可抑制其他雌蜂的卵巢发育，或促进雌蜂的发育变化；蚁群更是以善用费洛蒙著称，它们拥有复杂的社会结构，蚂蚁之间能够通过费洛蒙相互传递信息。

据考证，最早进化出犁鼻器的是两栖动物。及至爬行动物出现后，包含蜥蜴、蛇类在内的有鳞目动物的犁鼻器已经十分发达，取代嗅上皮成了最重要的嗅觉器官。蜥蜴和蛇将分叉的舌头快速地从口中伸出又缩回，这一动作可以有效地将空气中的气味和费洛蒙聚集到分布在口腔内左右两侧的犁鼻器中。

哺乳动物为了更多地接收费洛蒙，有时会做出一些独特的表情。马翘起上唇，看上去像在微笑；猫伸出舌头，憨态可掬。

---

[1] pheromone 的音译，学名信息素。——编者注

其实这些行为均属于裂唇嗅反应。

那么人类是否具备利用费洛蒙进行交往的能力呢?

实际上,人类的费洛蒙及其分泌路径是否存在,目前尚无定论,在进化过程中,人类大脑内接收费洛蒙的部位也已经消失了。人们认为漂亮的女演员能够吸引众多粉丝,是由于其散发出的性费洛蒙带来了性吸引力,其实对于人类而言,"她浑身散发着费洛蒙"只能是一句玩笑,或是一种臆想。

然而不可思议的是,犁鼻器作为收集费洛蒙的器官,人类虽已不再使用,却仍保留了它的一部分。其位置位于鼻中隔软骨的两侧,是一个 2~7 毫米的卷叶状器官。过去,犁鼻器收集到的费洛蒙信号可通过一条与鼻子收集嗅觉信号所不同的专有神经通路传导至大脑。为什么说是过去呢? 那是因为,由犁鼻器向大脑传达信息的神经通路现在已经完全消失、不起任何作用了。这一神经通路在出生之前的胎儿脑中偶有存在,但在出生后的成长过程中会逐渐退化。

人类已经无法接收费洛蒙,犁鼻器却依然存在,这一现象令人觉得不可思议。

一般的气味,是由鼻腔嗅上皮中感知气味的嗅细胞传递至大脑皮层的。犁鼻器与此不同,是一种特殊的嗅觉器官,其位置有的在鼻腔内(人类),有的在上颌(狗、马),因物种不同而千差万别。

费洛蒙对犁鼻器的感觉细胞形成刺激，产生电信号，经由神经传导至大脑中控制身体本能的下丘脑。

大脑接收到这一刺激，继而引发生理行为。实际上，虽然人类的犁鼻器已经失去传导神经，但可以肯定的是，性费洛蒙能够激发感受器电位[1]。还有一种理论认为，人体内分泌出的某种神经传导物质，能够影响自主神经的活动，但这一理论目前尚未被证实。

有趣的是，人体的精巢中也存在一部分感觉细胞，能够接收除费洛蒙以外的某种气味——人类的精子能够感知到卵子的气味。卵子的气味只是一种普通的味道，但在某种意义上却可以看作是一种费洛蒙的味道。

直至现在，大多数哺乳动物依旧通过费洛蒙来辨别敌人、伙伴、同类、异性，但人类的犁鼻器已经退化。原因众说纷纭，其中最获认可的一种理论认为，这与人类社会群体的形成有关。

哺乳动物分泌出的性费洛蒙与主观意识无关，仅在特定的时期——发情期到来时用以吸引异性。然而人类的雄性并不存在发情期，不需要在特定时期为了抢夺雌性而与其他雄性争斗。

---

[1]指感受器由感觉刺激引起的渐变的非传导性电位变化。——译者注

与费洛蒙及犁鼻器之类有赖于本能的方法相比，人类在进化的道路上掌握了通过语言进行交流的能力。语言可以传递更为详细的信息，不仅能够维持群体的和谐，更可向异性表达自己的感情，或直接告知对方排卵日期。

也就是说，人类不再需要可能导致群体混乱的性费洛蒙，因此也不再需要犁鼻器。或许，人类之间的山盟海誓也正是因此而产生的。

与费洛蒙相比，语言能够传递大量的信息。以集体狩猎为例，通过语言，狩猎经验可以以数据的方式传递给子辈、孙辈。也就是说，与费洛蒙等一次性信息交流方式不同，语言可使人类即便在死后也能够将自己积累的信息传递下去。昔日的人类与捕食动物相比，没有锋利的爪牙作为战斗武器，身体机能也大为不如。但正是由于语言的发达，人类社会群体获得了飞跃性的发展，逐渐壮大起来。

而哺乳动物的犁鼻器，在进化的过程中逐渐固定成为接收费洛蒙的器官。大部分的哺乳动物保留了犁鼻器的功能，只有人类等高等灵长类动物、一部分蝙蝠，以及鲸鱼等水生哺乳动物的犁鼻器逐渐退化。

这些犁鼻器退化的动物之间存在着共通之处，它们或是拥有费洛蒙以外的信息交流方式，又或是生活在无法接收费洛蒙的环境之中。犁鼻器退化的原因，多与生活方式的改变或环境的变化有关。

在非洲、亚洲旧大陆繁衍生息的旧世界猴[1]与人类相同，其犁鼻器虽然保留了下来，却不再发挥任何功能。

然而，狐猴等原猴类以及普通狨等新世界猴，不仅保留了犁鼻器，其犁鼻器还发挥着作用。

这一差异的出现与犁鼻器中是否存在 V1R 基因[2]有关。最新的研究发现，原猴类拥有数十至数百个 V1R 基因，新世界猴约有 7 个，而广泛分布于旧大陆的食蟹猕猴等旧世界猴体内要么没有，要么至多只有几个。为何新世界猴的犁鼻器已几乎失去用途，其细胞中却还保留有 V1R 基因呢？其中的原因目前尚在研究之中。

此前多次有人提出人类身上存在着类费洛蒙物质。例如，有人认为，女性的腋下会分泌出无味的性周期同步费洛蒙。

以雌狮为例，性周期同步费洛蒙是一种可使群体繁殖期同步的化学物质。雌狮在同一时期发情，则生产期也相应趋同，

---

[1] 灵长目分为原猴亚目和简鼻亚目（别名类人猿亚目），也有个非正式的分类法，是将灵长目分为 5 类：原猴类、新世界猴、旧世界猴、类人猿和人类。其中，原猴类属于原猴亚目，后 4 类属于简鼻亚目。——编者注

[2] 费洛蒙受体的一种，通过费洛蒙受体，动物可以感受其他个体所传递的信息。——编者注

雌狮可共同授乳，共同防御敌人，由此提高群体的生存率。

人类也存在类似的情况：在同一场所生活的女性，月经周期会逐渐同步。然而在后续调查中也发现，月经周期与性周期同步费洛蒙之间并不存在相关性。

在进化的历程中，一些功能一旦失去便无法再次获得，就结果而言，人类的犁鼻器虽然保留了下来，却几乎不再会派上用场。

更何况人类是一种能够通过语言及智慧、知识，构建相互关系，形成社会群体的生物，人与人之间更存在着为维护关系而产生的"善意"的谎言。从不撒谎的费洛蒙，以及接收费洛蒙的犁鼻器，不仅毫无用武之地，有时反而可能会帮倒忙。

只不过，尽管犁鼻器已在进化的过程中退化，像马、猫脸上出现的裂唇嗅反应一般的假笑，却或许还会在人类社会中存续下去。

2

纯天然护目镜：第三眼睑

大多数人都有过在不知不觉间被晒伤，从而引发皮肤炎症的经历。其原因在于太阳光中的紫外线。

　　在夏日强光照射下洗海水浴，或长时间地兜风之后，眼睛会出现充血的情况。这是由于眼球接收了过量的强紫外线，出现了晒伤的症状。这种情况的发生并不仅限于夏天。冬天的滑雪场上，太阳光与雪面反射光叠加在一起，使眼球接收到的紫外线是普通城市环境里的两倍之多。较为严重的情况下，除了眼球充血之外，还会出现眼球疼痛及短暂的视力低下的症状，这就是雪盲症。

　　阳光强烈时佩戴太阳镜，或滑雪时佩戴护目镜，其实不光是一种时尚，也是为了防止眼睛受到紫外线的伤害。

　　在没有玻璃及塑料的时代，生活在冰雪地带的因纽特人曾经使用过一种名为遮光器的、带有细小裂缝的护目镜，由此可见，在古代，人类就已经有了防范紫外线伤害的方法。

　　对眼睛的保护并不仅限于在海边或滑雪场等特殊环境。在城市里，人们从建筑物或地下建筑中走出来时，常常感到阳光刺眼，会自然而然地把眼睛眯起来。人类可以通过这一动作，保护眼睛不受强光伤害。

然而我们很少看到动物因受到强光照射而闭眼的情景。动物在感受到外界光照时，可以通过调节瞳孔的大小来改变进入眼睛的光照量。不仅如此，一部分动物的眼球前方还覆盖有一层像眼皮一样可以开合的、用以保护眼球的透明薄膜，即"第三眼睑"，也被称为瞬膜。

是的，有些动物拥有纯天然的太阳镜。

第三眼睑的作用不仅是遮光。它在开合时能够湿润角膜，并且能够通过瞬膜腺这一腺体的分泌液，减小角膜与瞬膜间的摩擦，或除去角膜上的异物。

而人类在进化的过程中失去了第三眼睑，只保留了结膜半月皱襞。

结膜半月皱襞，是轻轻翻开眼睑时，眼睑与眼球间的一层泛着红色的薄膜上，靠近眼角方向的粉色肉质皱襞部分。

结膜半月皱襞及与其相连的肌肉，被认为是第三眼睑的遗留痕迹。

第三眼睑在保护眼球方面发挥着重要的作用。

脊椎动物中的鲨鱼类、无尾两栖类、爬虫类、鸟类、一部分的哺乳动物都具备第三眼睑。

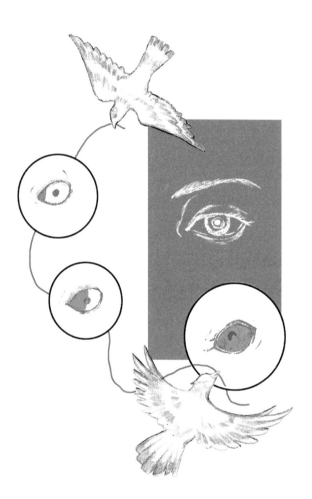

鸟类的第三眼睑十分发达，可以瞬间闭合，在受到强光刺激或潜入水中捕鱼时能够起到护目镜或偏光镜的作用。

假如没有第三眼睑，鸟类无法透过波光粼粼的水面发现水下的鱼，并且，没有第三眼睑的保护，直接飞入水中也是十分危险的。第三眼睑类似于起防护作用的护目镜。只不过，也是由于这一原因，有些鸟儿无法留意到建筑物上窗玻璃反射出的光线，出现了撞击建筑物导致死亡的情况。

猫与人类同为哺乳动物，猫的眨眼频次与人类相比低了许多，1分钟大约只眨眼3次。有一些猫在与其他猫对视或紧盯猎物的紧张状态下，不眨眼的时间甚至长达几分钟。

这不是因为猫的泪液更多，而是因为猫的瞬膜腺分泌出的油脂成分能够防止水分蒸发，第三眼睑的开合能够润湿眼球表面，防止眼睛干燥。人类的泪液分泌的速度大约为每5分钟10毫米[1]以上，若低于5毫米，则会出现干眼症。与此相比，猫的正常泪液分泌速度为每1分钟10~20毫米。

那么，人类频繁眨眼的原因是什么呢？

大部分灵长类动物的第三眼睑已经退化为结膜半月皱

---

[1] 临床上泪液分泌量的测定常用 Schirmer 方法，取一条长 35 毫米、宽 5 毫米的滤纸，将滤纸的一端置于下睑缘近小泪点处的结膜囊内，在没有药物或外界刺激的影响下，5 分钟后测定滤纸被泪水润湿的长度，正常人为 5~15 毫米。——译者注

襞。有一种理论认为，这一现象与生活环境的变化有着很大的关联性。

灵长类是群居动物，群体在狩猎时通常协同作战，不会出现与猎物一对一对峙的场景。

另外，灵长类大多数情况下依靠视觉发现猎物，而非嗅觉。因此，它们的视觉能力以及用于交流信息的语言能力更为强大。或许还有一个原因是，生活在树上的灵长类动物跳跃至相邻的树上时更加需要良好的视力。而猫与狗拥有第三眼睑，视力却比人类低下。

针对灵长类动物眨眼次数的调查研究发现，群体中的个体数量越多，眨眼频率越高。也就是说，眨眼的作用并不仅是通过泪腺中的泪液润湿眼球。除了这一生理功能以外，眨眼很可能还是一种群体内的社交方式。人类婴儿眨眼频率较低，是由于视力较差，不需要频繁地调整焦距。

那么我们可以推测，灵长类动物为了构建群体社会，在进化的过程中第三眼睑逐渐退化，眼皮则逐渐发达起来，直至成了今天的模样。

人类的视力逐步提高，眼皮除了用来眨眼以外有了更多的用处，因此不再需要第三眼睑。

其他动物的第三眼睑则各有各的用途。一部分鲨鱼在咬住猎物时会合上瞬膜，由此还衍生出一种说法："鲨鱼咬住猎物时，会因为极度亢奋而翻白眼。"人们还由此将鲨鱼看作一种残暴凶恶的动物。这种说法不过是一种讹传罢了。实际上鲨鱼合上瞬膜，是为了在与猎物接触时保护眼球。

第三眼睑首先出现在一部分鱼类身上，继而出现在爬虫类、鸟类身上，随着环境的改变，其形态逐渐发生变化。

虽然大多数哺乳类动物的第三眼睑已经退化成为痕迹器官半月皱襞，但是骆驼、北极熊、海狮、海豹等动物的第三眼睑却完整地保留了下来。这些动物全部生活在极端环境里，与眼皮相比，第三眼睑的用处更为重要。

狗与猫也保留了第三眼睑。但或许由于它们被蓄养后的生活环境与原先相比发生了极大的变化，瞬膜腺很容易受到各种各样的刺激而发炎红肿，常常导致樱桃眼（第三眼睑腺体脱出）。

由此看来第三眼睑不会突然变异，也无法重生。然而人类的进化并不会停下脚步。华盛顿大学的艾伦·坤博士将计算机科学与应用数学导入生物学，开创了计算生物学。在对细胞染色体进行计算基因组学研究时，他揸出了一个十分有趣的科学假想，即人类在10万年后会变成什么样子，并做了推论。

他在推论中假设那时人类已经移居外太空，适应了远离太阳的昏暗环境，眼球将变得比现在更大。并且，为了避免低重力对已经移居外太空的人类的视力造成损害，人类的眼皮将变得更厚，眉骨的隆起将更加明显。值得注意的一点是，他认为那时的宇宙射线比在地球环境下对眼球的伤害更为强烈，因此为了保护眼球，人类的眼睛里会进化出可以横向开合的第三眼睑。

　　这就是科幻电影中常常出现的宇宙人。从某种意义上来说，环境变化导致的进化是非常可怕的。

3　人类之所以为人类：达尔文结节

除了人类以外，哺乳动物中的肉食动物，例如猫、狗等，它们的耳朵大多是尖尖的三角形。灵长类动物如新世界猴等的耳朵，虽然是与人类类似的圆形，但边缘也有一个略尖的凸起。而人类在由古猿进化而来的过程中，耳朵逐渐进化成了近似于椭圆形。

那么，人类的耳朵为什么进化成了椭圆形呢？这其中其实隐藏着一个人类之所以成为人类的原因。

动物的耳朵，从头部向外突出的部分，正确的名称其实应该是耳郭。

人类的耳郭外缘有细小柔软的褶皱，由外缘向内侧卷曲的部分被称为耳轮。耳轮上方边缘有一处平缓的凸起，这一凸起被称为"达尔文结节"，又名"耳郭结节"。

这是哺乳类动物向内侧卷曲的耳尖经过进化后残留下来的痕迹器官，人类每四人中就有一人保留了达尔文结节。

达尔文结节是以进化论学者查尔斯·达尔文的名字命名的，是在人类进化过程中被淘汰的一个部位。

我们先来看一看耳郭的功能。耳郭上的褶皱作为一个收音器，能将收集到的声音经外耳道反射、共鸣后传导至更深处的鼓膜。研究发现，若耳郭上的褶皱受损，耳郭将很难收集声音。

　　耳郭的形状是由软骨决定的，耳郭下方则是脂肪组织（打耳洞时选取的耳垂部位，这一部位没有软骨）。

　　其次，我们从"听觉"的角度，来看一看耳郭是如何进化的。

　　2003 年，在印度尼西亚弗洛里斯岛发现了距今 10 万～ 6 万年前的小型人属动物弗洛里斯人的骨骼化石。人类与其他哺乳动物的最大区别之一，是大脑的发达程度。对弗洛里斯人的头骨进行研究后发现，他们处于由猿人向智人转化的阶段，除前额叶外，颞叶也已初步发达。前额叶掌管智力、人格、语言、四肢动作等，颞叶则与记忆及听觉有关。

　　生物的各种感觉之中，若听觉发达，则视觉将会退化，存在着某一个感觉更为突出的倾向。只有猿人及人类的这两个感觉均较为发达。

　　人类的倾听目标，由捕获猎物或察觉危险时发出的声音，逐渐转变为群居生活中在群体内部进行交流时的话语。

　　因此，人类逐渐不需要从远处收集声音，不再需要大大的、能够自由伸缩的耳郭，而是需要听清细微的语气变化并且分析语意，因此听觉及大脑系统逐渐发达起来。

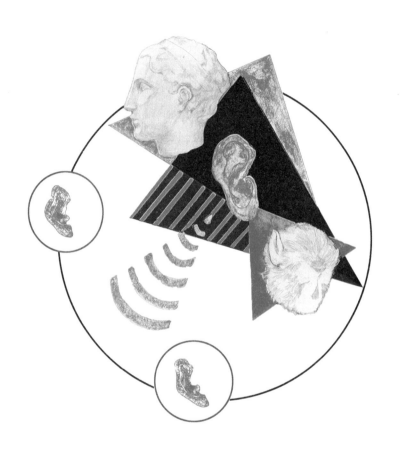

对比人类与其他灵长类（猴类）的听觉能力，我们发现，对于频率在 2~6kHz 的声音，新世界猴、旧世界猴、黑猩猩的感受程度相对较低。这一频段属于语音频率范围内，由此可见，人类相较于猴类，稳定听取声音的能力更强，听觉进化程度更高。对于低音，人类与黑猩猩及日本猴相比感受度更强；而对于高音，人类的感受度则低于猴类。

从这一结果来看，人类听觉能力的进化是从人类能以平静的声音进行近距离交流信息开始的，随着语音的频率及强度逐渐进化，听觉也向着与之相匹配的方向发展。

至此，人类不再需要凸起的耳郭，耳朵逐渐进化成为现在的椭圆形，其中的原因就十分明了了。

动物的耳郭形状是多种多样的。大多数动物的耳郭上并不存在一个凸起物，也就是人类达尔文结节的原型。爬虫类及两栖类中的很多动物外耳道较短，可以直接从外部看到鼓膜。鸟类也没有耳郭。

哺乳动物也是一样。大象的耳郭虽然很大，但上面没有凸起，耳郭除了收音的作用以外，在炎热的环境下还有调节体温的功能。相反，在严寒地区生活的恒温动物为了减少散热，会减小身体上向外突出部位的表面积，如耳朵。此外，原始的单孔类动物、在水中生活的海狮类动物以及在地下生活的鼹鼠类动物，本身就是没有耳郭的，这是由于它们的日常活动对于声音没有依赖性。

哺乳动物中拥有耳郭的，是那些被肉食动物或杂食动物等当作捕猎目标的动物，即需要耳郭发挥强大收音功能的物种。

灵长类在生活环境的影响下，耳郭的形状发生了很大的变化。猴类的耳郭边缘没有卷曲，但有一个耳尖，而人类耳郭上与之相应的部分已经退化成为达尔文结节，由肌肉控制耳朵向前后左右自由耸动的能力，也已被头部向水平方向转动的能力所取代。

而人类耳朵的形状，也是因人而异。在犯罪调查领域，甄别乔装改扮或易容的犯罪嫌疑人，有一种方法就是比对其耳朵与原来相貌中耳朵的形状，甚至在最近的研究中，识别比对耳朵的形状已经与比对指纹、虹膜一样，成为个体面容识别领域的一项应用技术。

尽管如此，普通人并不会热衷于观察每个人耳郭的形状差异，也根本不会留意到别人的耳朵上有没有达尔文结节。

因此，达尔文结节是一个基本上不为人所知的部位。

实际上，在解剖学领域，达尔文结节被认为是一个小小的畸形。乍一听，很多人会感到惊诧，其实这里所说的畸形只是解剖学上用于分类的一个名称而已，人类约 25% 的个体的耳朵上残留有达尔文结节，但它对日常生活没有丝毫影响，因此不必介怀。

若达尔文结节向内侧翻卷形成凹口，则被称为达尔文凹痕，也属于耳郭上的一个小畸形。但它与达尔文结节一样，对于耳郭的功能优劣没有任何影响，因此也不必在意。

在柔道或摔跤等竞技格斗选手当中，有些人的耳郭由于反复受到内出血的影响，以至于整体肿胀甚至出现了变形的情况，常被称为摔跤耳。摔跤耳被视为战绩的象征，能令对手望而生畏，然而摔跤手必须常要接受治疗去除瘀血，其中也多有辛酸。

当然，耳郭变形并不会影响其功能，日常生活中至多也只是戴不上市面上销售的普通耳机而已，大多数人不会过于在意摔跤耳的外观变化。

从这一角度而言，达尔文结节是人类在进化的洪流中经历了种种斗争的佐证。因此，达尔文结节或许不应该被视为畸形，而应该被看作一个值得炫耀的器官。

人类顺应生活环境的变化，进化出了与之相匹配的耳郭，因此就人类现有生活环境而言，想必未来人类的达尔文结节不会，也不需要重新进化为尖尖的形状。

前面提到了达尔文结节被归类为一个小小的畸形。如果达尔文结节的形状像猴类中猕猴的耳郭一样，是凸起的贝壳状，这样的耳朵被称为猿耳，也属于一种耳部小畸形。

近年来，针对此类耳部畸形的整形技术逐渐兴起。在英国出现了一种新的整形治疗方法，即将亲属或其他健康人的耳朵通过 3D 扫描技术获取数据后，制作树脂模型用于整形。此外，从脂肪中分离干细胞生成软骨等方法也正处于研究当中。

可以说，达尔文结节是在进化的过程中遗留下来的痕迹器官，而现代医学又使得耳郭的形状在此前进化的基础上更进一步地适应了人类的需求。

退化器官与痕迹器官

在 45 亿年的历史中，生物体随着生活环境的变化而逐渐产生变化，这一现象叫作"进化"。

随着生物种类逐渐变得多样化起来，身体的各个结构也进化出了特殊的功能，而有些功能或器官则变得不再必要，在进化的过程中这些器官逐渐缩小，这就是"退化"。因此从生物学的角度而言，退化也是进化的一种表现形式。

生物体中那些必要性降低的器官会逐渐萎缩，或变得功能单一化，或承担起其他的功能，这些器官被称为"退化器官"。大多数的退化器官与本书介绍的内脏及骨骼有关，也有一部分属于基因片段，例如已经失去合成维生素 C 功能的假基因。

另外，在动物体内，已经完全失去功能、仅仅遗留下形迹的器官，被称为"痕迹器官"。随着退化的进行，有些痕迹器官也可能完全消失。

在生物体孕育阶段即胎儿期，器官有可能在中途停止发育，或者虽已形成雏形，却在之后的发育过程中消失，或用途转为与原来不同的其他用途。例如，胎儿体内还存在着水生动物时代遗留下来，但已转化为其他用途的鳃弓，而鱼类的鱼鳍则转化为陆生动物的四肢，这些都是很好的例证。

痕迹器官，就是在进化过程中发生了基因改写、不再被需要的器官。基因一旦改变，器官就无法再恢复到原先的样子。这一现象被称为"基因不可逆法则"。因此，痕迹器官不存在重生的可能性。

例如，栖息于南美洲的一种鸟类麝雉，在幼鸟时期前翅上长有爪子，可以攀爬树枝。这一特征虽然与始祖鸟相似，但实际上并不是退化器官得到了重生，而是为了适应树上的生活而重新进化出的爪子，只是外观与始祖鸟的爪子相似罢了。

至于进化的原因，相关学说有千万种，直至现在也仍旧处于研究之中。

4

盲肠末端的烦恼：阑尾

你的周围有人曾经得过盲肠炎吗？盲肠，是位于大肠与小肠连接部的一个囊状器官。盲肠上连接着一段长5~6厘米的细长器官，名为阑尾。盲肠炎其实是阑尾炎的俗称。[1]阑尾炎在发病时若不能得到及时处理，阑尾内的细菌大量繁殖，导致组织坏死，脓液或肠液流进腹腔内，引起腹膜炎，情况会变得十分危急。阑尾炎俗称盲肠炎，是因为坏死的阑尾附着在盲肠上，容易被看作是盲肠疾病。

阑尾炎的病因多种多样，有一种情况是因为误入异物。一些手术报告中曾提到，在切除的阑尾中发现了鱼刺或假牙。不过，过去人们常说的"吃下西瓜籽，会得阑尾炎"，只是一种坊间传言，没有任何证据证明两者之间存在因果关系。

盲肠，是大肠的起始部分。小肠与大肠连接处有一个部位被称为"回盲瓣"，由此向下有一个长5~6厘米的囊状盲端结构，这就是盲肠。回盲瓣可以调节回肠内容物流入盲肠的速度，并

---

[1] 在中文里，盲肠炎与阑尾炎是两种不同的疾病。——译者注

且能够防止大肠内容物逆流进入回肠。因此，不小心服下的异物不会那么容易就进入盲肠。

盲肠是爬虫类、鸟类、哺乳动物特有的器官。鸟类与草食动物的盲肠，由于参与消化过程，所以十分发达。与草食猴类相比，人类的盲肠已经萎缩，长度很短，其中的原因后面将会提到。

自古以来，阑尾炎给人类带来了许多困扰。日本的知名人士当中也有不少人曾经患上阑尾炎。夏目漱石考上大学预科后，在升级考试中因阑尾炎发作而落榜，这成了夏目漱石一个著名的人生小插曲。战国时期有一位武将名为伊达政宗，据他的书童记载，伊达政宗晚年时曾出现腹膜炎的症状，在心腹部下片仓小十郎的协助下，他们使用马棚里的金属刀具，在火上烧过后切开腹部，排出了脓液。有人认为他当时患的就是阑尾炎。如果这份记载是真实的，那么在那个没有麻醉剂的时代，这一举动着实令人惊叹。

阑尾既然如此令人烦恼，倒不如从始至终就不存在好了。很多人会这样想，但其实这种想法有些轻率。无论盲肠还是阑尾，原先都发挥着非常重要的作用。

人类与肉食动物的盲肠体积较小，而草食动物的盲肠体积较大，这是有原因的。草食动物需要将吃下的植物中的纤维素

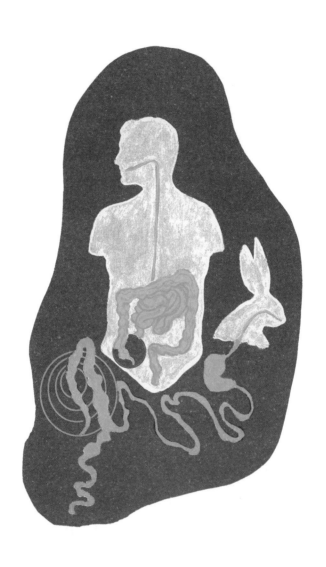

分解后吸收营养物质，这个分解过程需要微生物的参与，而盲肠正是一个储存微生物的器官。

虽然人类并不像草食动物一样仅仅以植物为食，但人类的盲肠也与草食动物的一样，储存着微生物。近年来，我们常常在健康食品的解说词中听到"肠道菌群"一词，指的就是常驻于肠道内的正常微生物群。这些微生物的种类有100种以上，数量多达几亿个，其中就包括酸奶及乳酸菌饮料中包含的一种著名的微生物乳酸杆菌。

常驻菌群相互之间保持着平衡，能够阻止病原菌的侵入及繁殖，调节肠道内的环境。这种平衡状态一旦被打破，就会成为腹泻、便秘、免疫力低下等症状的诱因。此外，若肠道内的恶性菌群大量繁殖，阑尾可以提供一个暂时性的避难场所，供正常菌群临时进入其中躲避。因此，人们认为没有必要存在的盲肠、阑尾，实际上在培育肠内有益菌群、维持人体健康方面做出了很大的贡献。

不同的动物，阑尾的形状也是各不相同的。当然，这是生物在不同的环境下进化的结果，阑尾的形状也受到了环境的影响。

不过，由美国中西部大学的研究人员主导进行的一项研究得出了一个有趣的结论。

该研究组针对不同食系、在不同的社会性群体中活动、分布于世界各地的 533 种哺乳动物的阑尾进行调查后发现，阑尾的存在与否、体积大小，与动物的饮食习性、生物性及社会性特征之间不存在任何关联性。

这一结论表明，人类的盲肠与阑尾由原本较大的体积转变为现有形态，并非由于退化，而是单纯地为了拥有与生物体最为匹配的免疫能力才进化成了如今的样子。阑尾的作用发生了变化，在动物的身体遭到病原菌的威胁时，可以作为备用的免疫器官发挥重要功能。阑尾与盲肠作为一个复合体，共同得到了进化。

得出上述结论的依据，是这些有阑尾的动物存在一个共通之处，即盲肠里的淋巴组织分布集中且十分发达。上述研究还取得了另一项研究成果，即，哺乳类的多个物种分别进行了共达 30 次的进化。

此外，对有阑尾的动物物种进行调查后发现，阑尾一旦出现，在之后的进化过程中便不会消失。研究组综合上述结果得出一个推论——阑尾是一个重要的器官，绝不是偶然出现的。

当然，这一推论也只是众多学说之一。但在肠道与免疫之间的关联性逐渐明确的背景之下，这一推论拥有很强的说服力。

人类的盲肠，一端连接着一根形状像手指一样的阑尾。草食动物的盲肠，一端是尖尖的形状，被称为盲肠尖，整个盲肠被称为盲肠体。草食动物需要消化大量纤维素，因此盲肠体的长度更长。

例如，马的盲肠长度约为1米，牛的盲肠长度约为75厘米。牛的盲肠长度相对较短，是由于它具有反刍的能力，能够将草料逆呕至口腔重新咀嚼后再次吞咽到胃里。

兔子的盲肠长度约为40厘米，从体型比例的角度来看，这个长度是很惊人的。兔子和树袋熊有食粪的习性，是由于它们在一次消化过程中无法吸收全部营养，排出体外的粪便里还残留有一部分营养物质。树袋熊食用的桉树叶是一种硬质纤维素，它们拥有哺乳动物中最长的盲肠，长度可达2米。

最近的研究发现，灵长类中的长鼻猴身上存在着与反刍类似的行为。此外，普通狨的盲肠里有一种能感知甜味与苦味的蛋白质，名为味导素，它能够像感知味道一样感知肠内发酵程度，从而调节进食量。由此看来，灵长类的盲肠与阑尾仅仅是用于消化的器官，这种说法是站不住脚的。

此前人们一直认为，人类的盲肠与阑尾都是痕迹器官。随着它们在免疫方面的功能被逐渐认可，原先的固有观点也许会发生变化。

因此，本篇开头提到的阑尾炎的治疗方法也正在转变。以前，阑尾炎的治疗以手术切除为主，随着医学的进步，在症状不是非常严重的情况下，现在大部分情况都采取保守治疗的方式。其中也有一个非常重要的原因，是近年来抗生素类药物的药效大幅提高，CT等影像诊断技术也十分发达，能够对病情进行详细的鉴别。

过去的"盲肠无用论"得到改观，盲肠的作用得到了认可，阑尾炎的治疗也从切除逐渐转向保守治疗。手冢治虫的医学漫画《怪医黑杰克》中有一章名为"孝顺的儿子"，讲述了黑杰克在投宿至一家农户时，恰巧遇到一位老太太腹痛不止，老太太的四儿子身为医生，主张为母亲切除阑尾，而黑杰克认为不妥，进行了保守治疗，将阑尾保留下来的故事。如今看来，时代的发展终于赶上了怪医黑杰克的脚步。

在台湾的一项研究中，研究人员针对接受了阑尾切除手术及未接受阑尾切除手术的共约37万人进行了长达14年的调查对比，终于在2015年得出结论：接受了阑尾切除手术的人在手术后的1年半至3年半的时间里，患上大肠癌的风险比未接受阑尾切除手术的人高出2.1倍。

当然，该项研究目前还在进行中，但随着盲肠的免疫功能逐步被证实，或许今后人类会探索出一些新的方法，使盲肠作为一个新的免疫器官，发挥出强大的功能。

5

情绪的异样表达：体毛

哺乳动物被称为兽，是因为它们是长毛的生物。在极其少见的情况下，人类也会被归类为野兽，然而由于人类体毛稀少，所以实际上人类并不属于长毛的生物。在古代中国的分类学中，曾以体表的毛发多少为标准将动物分为五大类，分别是鳞虫（鱼类）、羽虫（鸟类）、毛虫（哺乳类）、甲虫（甲壳类），以及没有体毛的裸虫（人类）。

哺乳动物的体毛，与爬虫类的鳞片及鸟类的羽毛一样，是皮肤角质化后进化而来的，主要起着保持体温与保护体表皮肤的作用，90% 以上的成分为角蛋白。有些特殊的体毛，如豪猪身上的刺以及犀牛的角，也是由角蛋白纤维构成的。这些蛋白质成分牢牢地结合在一起，从结构上划分为中心的髓质层，充满了纺锤状细胞的皮质层，以及包裹在外侧的鳞状角质层（洗发水广告的常用台词）。

人类的体毛大体已经退化，在较为显眼的部位唯一遗留下来的毛发就只有头发了。我们知道，头发的韧性也是非常强的。位于京都的东本愿寺，在幕末时期曾经两度遭到毁坏，寺院重建时，搬运极重木材所用到的纤绳常常断裂，因此全国各地的信众向寺院捐献了大量的绳索，这些绳索正是使用女性头发与麻绳捻合制成的。

随着季节、气候的变化，哺乳动物会在夏季和冬季换毛。人类的头发也具有这一特性，每到秋季会出现脱发现象。也就是说，人类的头发与其他动物的毛发，本质上没有什么不同。

不过，其他大部分哺乳动物的体表都覆盖着一层毛发，为何人类却不具备这一特征，而是体毛消失不见、体表皮肤没有任何遮盖了呢？其实这只是表面现象，人类的体毛依旧存在，只是不像其他动物的体毛那样明显罢了。从出生到死亡，人体全身的体毛多达 500 万根，只是由于体毛较为细软，所以并不引人注意。

那么，人类体毛变细的原因是什么呢？有些理论认为，过去，体毛是为了保护身体而生的。按照古希腊哲学家亚里士多德的说法，四足动物在与对手战斗时，后背容易受到攻击，因此背部的体毛较为浓密，而人类是两足动物，因此腹部与胸部体毛更多。

然而，人类保护身体的需求在婴儿时期最为旺盛，这一时期的体毛却十分稀少，直到青春期第二性征发育时，才会长出腋毛、胡须、阴毛等。从这个角度看来，亚里士多德的"保护身体论"或许并不是一个较为全面的解释。

而进化论学者查尔斯·达尔文则认为,人类体毛的消失,是吸引异性的性选择需求导致的。体毛消失后,灵长类中的雌性可以通过裸露乳房及臀部的方式吸引雄性。

此外,人类学家伊莱恩·摩根提出的"水猿假说"也广受关注。她认为,人类的祖先由树上转移至陆地时,为了躲避敌人,曾短暂地在水边栖息。在这一时期,人类像鲸鱼或海豚等水生哺乳动物一样,为了减少水中的阻力,逐渐褪去了体毛。这是一个非常有趣的假说,只是有些过于离奇了。

除此之外,与人类体毛退化原因相关的推论还有很多。

所有推论中最为合理的,应当是为了防止体温过高而逐渐进化的结果。人类在转变为直立行走之后,在地面上的活动量渐渐增大,为了防止大脑过热,需要将不利于降低体温的体毛褪去,增加体表汗腺的数量,通过大量出汗达到散热的效果。

人类的祖先从森林来到草原之后,为了保证群体所需的大量食物,移动范围逐渐扩大。直立行走可以解放双手,搬运大量物体。此时人类需要的是,可以大量活动同时又不会导致大脑过度升温的身体机制。

同样,冰河时期的猛犸及披毛犀周身布满了厚厚的皮毛,而生活在炎热地区的大型哺乳动物大象与犀牛则为了防止体温过高而褪去了体毛。人类的行动范围逐渐扩大，获得了更加丰富的营养，褪去了体毛使得体温调节功能更加发达，人类的脑容量也进一步增大。另外，马擅于长距离奔跑，因此体温调节功能也十分发达，不过，虽然它们的行动范围很大、移动速度很快，但汗液里的脂肪含量较高，散热效果并不是很好。

针对决定肤色的基因进行的研究表明，人类祖先的体毛退化，是从 160 万年前早期人属出现时开始的。裸露部位的毛发中只有头发保留了下来，用于保护头部不受强紫外线带来的伤害。的确，如果没有头发，在炎热的天气里很容易患上热射病。同时，人类的肤色也出现了变化，生活在炎热地区的人类为了加强对紫外线的阻隔，皮肤里的黑色素沉积量逐渐增多，而生活在高纬度地区的尼安德特人[1]的肤色则相对较白。

综合这些功能，我们可以总结出人类的进化与体毛退化相互关联、同步进行的原因，那就是：体毛的退化，是人类群体的交流方式的一种进化。在观察哺乳动物时我们常常看到，动物在发怒时常常竖起体毛，使身体看上去比平时更加庞大。人类在体毛退化之后，可以通过丰富多样的表情、语言、动作表达自己的情绪。人类常常为了推测对方的情绪而察言观色，如

[1] 又译尼安德塔人，学名 Homo neanderthalensis，是在 20 万到 3 万年前居住在欧洲、近东和中亚地区的古人类。——译者注

果脸部被体毛所覆盖，那么这一行为将是无法实现的。

实际上动物也并不是全部都有体毛。有些哺乳动物的体表就没有毛发，例如大象。大象在幼年时期体表覆盖着一些坚硬的毛发，但在成年后仅有头部还保留有1500根左右的稀疏的毛发。美国普林斯顿大学的研究人员发现，这些毛发充当着调节体温的散热器，在有风吹过时可使皮肤的散热效果提高23%之多。而幼年时期有较多体毛的现象，与最近大热的带羽毛恐龙的研究也存在着关联性。有些学者认为，大型食肉恐龙霸王龙在幼年时期，身体上也覆盖着毛发。当然，这一学说尚无定论，直至现在也并未得到广泛认可。

灵长类动物包含原猴类、新世界猴、旧世界猴、类人猿、人类等200多个物种，其中只有人类的体毛较少。

有一种学说可以用来阐述人类的物种特异性，即幼态持续学说。所谓幼态持续，指的是一种幼态成熟的成长方式，即生物个体在成熟后仍旧保留着幼年时的特征。对比蝌蚪长成青蛙的体貌变化过程，人类在成熟后的确保留了幼年时期的形态，成长为成年人的过程，可以说是一个没有体毛的猴类幼崽的幼态持续。

除人类以外，其他动物的大脑及身体发达程度进化得较为缓慢，各个器官逐渐进化出了特殊的功能。而人类的幼态持续，使得人类能够灵活地适应各种环境。虽然幼态持续学说提出于20世纪20年代，如今可能需要重新审视，但是在对比人类与其他动物的差异方面，仍旧是一个具有很强说服力的推论。

而英国生物学家德斯蒙德·莫里斯认为，人类也属于所有生物之中的一个物种。就此观点，他的解释颇具讽刺意味。他说："人类至多只是灵长类之中唯一一种没有体毛、全身裸露的猿猴罢了，却将自己看作生物界的统治者，这种高高在上、令人愕然的自负是没有根据的。"

迄今为止，人类体毛的特征仍旧是东亚人种较为稀薄，欧美人种及中南美洲人种较为浓密，这是由各人种的祖先所居住地区的环境决定的，通过与毛发生长相关的雄性激素得到了延续。

褪去体毛后，人类依靠智慧、技术，能更灵活地适应环境，具备了发明取暖设备以替代体毛的能力，而这种能力，恰恰就是人类的特别之处。

6

不被感知的存在：第五脚趾

每个人都有过小脚趾撞在柜子上的经历吧？那是一种让人快要昏过去的疼痛感。或许有些人在撞了很多次之后，会一边流泪一边想："要这个没用的小脚趾干什么！"

　　人类为什么很容易撞到小脚趾呢？事实上，人体内存在一种固有感觉，可以感知自己眼下所处的位置以及身体活动的状态，并将这些信息传达给大脑，在不知不觉间调节人体平衡状态，控制身体的动作。

　　日本机械学会发表的《人类身体部位研究》中总结道，小脚趾容易撞到的原因，是人类自身感知到的脚掌尺寸比实际的脚掌尺寸在宽度上要小 1/10、长度上小 10~15 毫米，合 1~2 个脚趾大小。也就是说，人类的固有感觉无法正确地感知到小脚趾的位置。

　　那么，小脚趾真的是一个可以被忽略的、毫无用处的部位吗？

　　不可否认的是，小脚趾的确存在着退化的倾向。

　　首先，我们从医学角度来分析一下指头的作用。指头由身体内侧向外侧依次被命名为第一指到第五指，通俗的叫法是拇指、食指、中指、无名指、小指。在医学上,手部的指头被称为"手指",脚部的指头被称为"脚趾",它们是有所区别的。

虽然手指与脚趾是对应的,但脚趾长度远比手指短,也无法像手指一样自由活动。灵长类中的猴子可以灵活地使用脚趾攀缘树枝,人类却做不到。即便如此,对于进化到直立行走的人类来说,脚趾仍旧是一个重要的器官。

举例而言,在奔跑的动作中,脚掌着地时,从拇指至小指的所有脚趾都要按顺序紧抓地面,才能保证着地姿势的稳定。

因此,田径运动员作为奔跑的专家,要常常锻炼脚趾,练习脚趾的活动方法。甚至,为了突出脚趾的作用,商家还推出了便于每一根脚趾活动的跑步专用分趾袜。

此外,脚趾与脚底的拱状脚心(医学上称为足弓)的肌肉是联动的,因此锻炼这一部分的肌肉也是很重要的。

另外一些报告中提到,因事故或冻伤失去第五趾的人,想要笔直地走路是有些困难的。与手指相比,脚趾的用处虽然不多,但在遇到意外、身体的微妙平衡被打破时,脚趾作为传感器的作用就会被人类察觉。因此,即便身体对脚趾的固有感觉有所缺漏,但小脚趾即脚掌的第五趾仍然发挥着重要的作用。

从解剖学的角度来看,脚掌的趾骨与手掌一样,除拇指由两块趾骨构成外,其他指头均由"远节趾骨""中节趾骨""近节趾骨"3块趾骨构成。

有趣的是，根据统计，小脚趾由3块趾骨构成的人正在逐渐减少。调查发现，欧美人中有35%~48%的人的小脚趾是由两块趾骨构成的，而在日本人当中这一比例高达75%。

人类脚掌的形状与猴子十分相似，但是猴子的脚趾全部是由3块趾骨构成的。可以说，人类在进化的过程中，脚掌上的小指正在逐渐消失。

动物园里常见的猴子与人类有着共同的祖先，只是在进化的历程中分别走上了不同的道路。这些猴子无论哪个种类，都十分擅长用脚掌抓取物体，以及在树上攀爬，它们与人类的差异是一目了然的。

脚趾的进化最早是在南方古猿身上出现的。南方古猿生活在距今400万至200万年前的非洲，属于原始人类，身高与现代黑猩猩相近，具有直立行走的能力。

研究人员认为，人属中最早的一个种——能人就是从南方古猿进化而来的。有关南方古猿,存在着几种不同的学说,不过，各个学说一致认为，南方古猿为扩大自己的种群，需要越过外敌或其他种群的地盘，快速、大量地搬运食物，因此获得了直立行走的能力。直立行走可以解放双手，以便用双手搬运食物。

人类从这一时期开始放弃了树上生活，因此不再需要长长

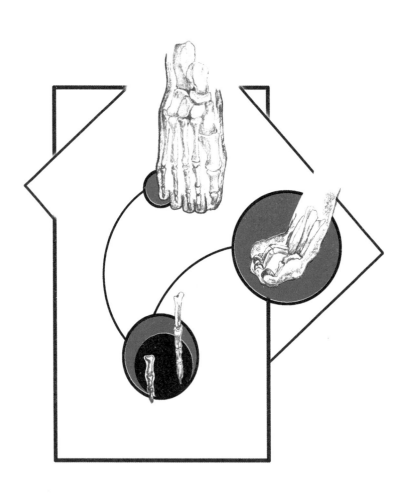

的脚趾抓握树枝，也不再需要为了便于攀爬而进化出的特殊的关节。让我们尝试一下在不用小手指的情况下抓握物体，你会发现，如果想用很大的力气抓握物体，是必须要有小指参与的。脚也是一样的道理。所以，在不需要用脚趾攀缘树枝后，第五趾的重要性开始下降，并逐渐发生了退化。

在之后的进化过程中，直立步行所需的新的骨骼及肌肉逐渐取代了小脚趾的那一块趾骨。

陆生哺乳动物有两对手脚，用来活动与进食。灵长类与偶蹄目、奇蹄目等四足动物的不同之处，就在于灵长类的后脚可以直立，具备步行的能力。

偶蹄目或奇蹄目等四足动物，利用脚尖的蹄子支撑身体，它们的指头与脚跟离地面较远。蹄子是由角质构成的，类似于指甲。马属于奇蹄目，足部中指发达，便于在平坦的草原上奔跑，除中指外的其余脚趾已经退化。

食肉目中的狗、猫的前足有 5 根指头，后足有 4 根指头，前后足的每根指头都由 3 块趾骨构成。猫与狗的脚掌上都长有肉垫和钩爪，便于移动及捕猎食物。

狗是用趾骨支撑身体的，通常用足尖站立。狗前足上的拇指被称为退化的狼爪，是不接触地面的。

猫脚掌上的指头也是由 3 块趾骨构成的，指头末梢的远节趾骨上长着指甲。由于远节趾骨能够像滑轮一样转动，因此猫的指甲可以向外、向内伸缩。

由此可见，每一种动物的脚趾结构，都是在适应各自的生活环境的过程中不断进化的。

人类若想让小脚趾重新发达，让逐渐消失的那一块趾骨重获新生，必须重新生活在一个需要更多地用到小脚趾的环境里。然而，在什么样的情况下，人类将必须像猴子一样重新回到树上生活呢？出现这种情况的可能性恐怕并不高。

筑波大学名誉教授浅见高明博士在研究中发现，现代日本人的脚掌出现拇指外翻及小指内翻的情况越来越多。还有很多人的小脚趾向上翻起，以致脚掌踩下的脚印里看不到小指的痕迹。

五根脚趾中的每一根脚趾都着地，才能增强脚趾弯曲的力量，形成理想的足弓形状，有利于人体平衡感的构建、运动能力的增强。

日本人的小脚趾趾骨减少的原因目前还不明确，很多人认为，这是一种相对超前的进化，但事实上这种观点是不够严谨的。作为直立行走的人类，脚掌进化的标志并不在于趾骨的数量，而在于维持身体平衡的足弓的形状。

只不过，即便获得了理想的足弓形状，也并不意味着第五趾的趾骨数量会增加，或者人类会变得更加擅长攀缘。这其中的关联性是不能混淆的。

7

决定容貌的空腔：鼻窦

花粉过敏是一种颇为常见的现代病。每年一到春天，很多人就开始频繁地流鼻涕、打喷嚏。如果不擤鼻涕，而是把鼻涕吸回去，过不了多久，脑袋就开始变得昏昏沉沉的。出现这种状态，是由于鼻腔四周的鼻骨中的空腔——鼻窦产生了炎症，蓄积了鼻涕。

　　鼻窦炎是一种非常常见的病症。根据统计，在美国与欧洲，患有慢性鼻窦炎的人比例高达 12.5%。

　　流颜色发青的黏稠鼻涕、有痰、咳嗽，这些都很有可能是鼻窦炎的症状。这些炎症加重后，因发炎而产生的脓液将无法通过自然孔排出，脓液会一直蓄积在鼻窦里。

　　若炎症进一步加重，鼻窦黏膜增厚，堵塞了鼻窦通往鼻腔的出口，脓液的排出将更加困难，症状进一步加剧，化脓后产生的脓液进一步蓄积，将导致蓄脓症，严重的情况下，会出现头胀、头痛、发热等症状，并引起并发症。

　　为了消除这些恼人的症状，需要使用机器将鼻窦中的脓液抽出，之后进行彻底的治疗。容易蓄积脓液和鼻涕的鼻窦，可以说是一个令人厌恶的器官。

那么鼻窦这一器官到底是因何而存在的呢？实际上，有关鼻窦的生理作用目前尚无定论。

比较解剖学，是对比研究各个生物体生理结构的一个学科。从比较解剖学的角度来看，鼻窦拥有保温、保湿、储存气体、音声共鸣，以及在头部受到撞击时充当缓冲器等多达十几种的功能。不过，这些功能也只是研究人员的推论。

无论如何，人类的鼻窦可以被看作一个现在几乎已经不再使用的退化器官。

鼻窦是由上颌窦、筛窦、额窦、蝶窦四个空腔构成的。鼻窦的形状因人而异，内部有狭窄的通孔即自然孔与鼻腔连通，人类通过鼻腔呼吸完成空气的交换。鼻窦与鼻腔的表面都覆盖着一层长有毛发的黏膜，用来清除灰尘及微生物。

那么，哺乳动物的鼻窦原先有什么样的作用呢？

哺乳动物原本是夜行性动物，拥有很大的鼻腔，嗅觉灵敏。鼻腔四周的多块鼻骨之间形成了一个与鼻腔连通的空腔，也就是鼻窦。研究者推测，鼻窦是一个嗅觉辅助器官。

在漫长的历史中，哺乳动物中的某类四足动物进化为灵长类，继而进化为人类。随着进化的进行，嗅觉的重要性逐渐降低。

人类与其他的哺乳动物不同，80%的信息是通过视觉获得

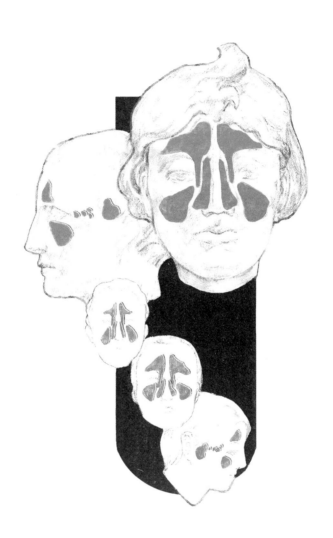

的，信息传递也主要通过语言进行。因此接收费洛蒙及猎物气味信息的嗅觉器官逐渐退化。反之，眼球与大脑逐渐发达，容纳眼球与大脑的眼眶、头盖骨的重要性逐步提高。

灵长类的嗅觉功能是在环境及生活条件发生变化后开始退化的，视觉取而代之逐渐得到进化，头骨中形成了眼窝，鼻腔缩小并形成了空腔与侧壁。

呼吸成了鼻腔最主要的功能，鼻腔的结构也逐渐变成了适合呼吸的形态。

鼻腔旁边的上颌窦，是鼻窦的四个空腔中最大的一个。在人类的进化历程中，鼻腔、眼窝、颌面、头盖骨等的位置关系发生了很大的变化，躯体逐渐壮大，上颌窦空腔扩大，直至古人时期成了一个固定存在的部位。到了新人时期，头盖骨开始向着球形进化，额头变得更加饱满，鼻子向面庞外侧突起。随着臼齿的增大、齿弓的变化以及咀嚼肌的逐渐发达，上颌窦也向内前侧方向逐渐扩大。

古人时期，是新生代第四纪最末的冰河时期。在这一时期，获取食物是非常困难的。

因此，个体或群体之间的争斗必然增多，劳动量也必然增加，使得这一时期的人类必须掌握更多的信息交流方式。有些学说认为，古人时期的人类可以使用由多个分节声音组成的分节语，并且分节语的种类逐步增多。

关于这一时期鼻窦的功能，存在着空气调节器学说、共鸣器学说、在遇到撞击时用以保护头部的缓冲器学说等，各种学说都论证了各自观点的必然性，并且都拥有一定的说服力。

换言之，在四足动物进化为人类的过程中，原本以嗅觉为主要功能的庞大鼻腔不再需要原先的功能。随着鼻腔功能的变化，鼻窦逐渐形成并最终成了现在我们所见到的形状。

哺乳动物进化出了各种器官，并将这些器官分配在头部，因此头部必定会增大。并且，要让这些器官发挥功能，就必须用到肌肉。头骨也必须变大，才能使这些器官的分布更为均衡。

有一种学说认为，鼻窦是为了减轻头骨的重量、扩大头骨的面积而形成的空腔。

人类的头部如果没有鼻窦，各个器官的大小、形状将变得不协调，相互之间出现缺隙。

相较于其他功能，鼻窦作为一个含有空气的间隔区，在调整头盖骨及头部的形状方面发挥着十分重要的作用。

一部分的爬虫类及鸟类也长有鼻窦，但其位置分布情况目前尚不明确。而哺乳动物除单孔目以外所有的物种都有鼻窦。不同物种之间鼻窦的构成各不相同，但上颌窦是所有物种都具备的。

因此，其他哺乳动物也与人类一样，会被花粉过敏等原因引起的慢性鼻窦炎所困扰。例如大象，它们的鼻窦占据了头盖骨前部的大半部分。

2016 年，东京都立井之头自然文化园里，日本国内年龄最大的大象花子去世。据说花子生前曾经喝过甜茶，就是为了缓解花粉症的症状。

只不过，甜茶只是一种流行于民间的疗法，其疗效在医学上并没有相关的数据佐证。

人类饲养的猫、狗也有同样的情况，它们用鼻子呼吸空气，在空气进入气管的过程中，细菌、病毒、灰尘等附着在黏膜上，引发炎症。炎症加重时可能导致鼻窦炎，除了打喷嚏、流鼻涕等症状外，还可能出现流鼻血、眼睑分泌物增多等症状。

鼻窦给人类乃至哺乳动物带来了诸多困扰。尽管如此，对于现代人来说，鼻窦还有一个重要的作用，那就是对容貌的影响。鼻窦作为一个间隔区，起到了调节头部形状的作用，因此鼻窦的发达程度与容貌之间存在着很大的关联性。

例如，鼻窦的大小、位置、形状会对颧骨是否突出、脸部是细长还是扁平等产生影响。

可以说，鼻窦决定了一个人是否容貌出众。

如果未来人类的生活环境发生了巨大的变化，鼻窦的大小也出现了变化，那么人类的面部形状也可能会改变。

也许对于长有鼻窦的人类来说，只有令人苦恼的鼻窦炎症状是不会改变的。

8

你体内的鱼：鳃弓

近来，我们常常在网络或杂志的科学特辑里看到与生物进化有关的报道。也许是因为近些年来海洋污染与生态环境破坏的问题引发了读者对地球自然环境与生命的关注。

每每看到这些报道，我的心里都会产生一个单纯的疑问，那就是，将人类的历史向前回溯5亿年，人类的祖先真的是由鱼类等小型动物进化而来的吗？从外形的差异上来看，人类与鱼类是两种完全不同的生物。

对比一下人类与鱼类的特征，我们会发现，人类与鱼类身上的确存在着很多共通之处。例如，吃下食物、吸收营养后将废弃物排出体外，这一系列的消化器官的构成是相同的。从原始时代起，虽然生物体的结构逐渐变得越来越复杂，这一点却并没有改变。另外，鱼类身上的鱼鳍是先进化为动物的四只脚，并最终进化成人类的四肢的。

那么，大多数鱼类所具备的最显著的特征，水下呼吸器官——鳃又进化去哪里了呢？其实，在考察鳃这一器官的过程中，我们就会认识到，鱼类的确是人类的祖先。

人类的雌性在妊娠后，胎儿发育至 5 毫米左右时，头部周围会出现几个圆球状的并排凸起，看上去形状有些奇特。鱼类的胚胎在发育的过程中也会出现同样的生理结构。鱼类胚胎头部的圆球状凸起会发育成为一个裂隙"鳃裂"以及一个拱状间壁"鳃弓"。

也就是说，人类在胎儿时期也是有鳃的。当然，人类胎儿的鳃不会发育出鳃裂，而鳃弓之间被称为"鳃囊"的凹槽部分则是存在的。

鱼类的鳃原基会发育成为骨骼、肌肉、神经、血管。人类胎儿的鳃原基会发育变化为一些重要的器官，这些器官被称为"鳃器官"。

人类胎儿有 6 对鳃弓。第一鳃弓会发育成为下颌骨中心部位的麦克尔软骨以及听小骨中的锤骨与砧骨。第二鳃弓会发育成为听小骨中的镫骨、颞骨的茎突以及舌根部位的舌骨上半部。第三鳃弓会发育成为舌骨下半部。

由鳃弓发育而成的肌肉不易分辨，我们可以以由鳃弓发育而成的神经为基础，对肌肉进行辨别。第一鳃弓发育为第五对脑神经即三叉神经，以及由三叉神经支配的咀嚼肌等。第二鳃弓发育为第七对脑神经即面神经，以及由其支配的表情肌等。第三鳃弓发育为第九对脑神经即舌咽神经，以及咽后壁肌肉。

第四至六鳃弓发育为第十对脑神经即迷走神经，以及喉头肌。

鳃弓也会发育成为血管。调查发现，在形成期胎儿的血管是由消化道的腹部一侧通向背部一侧的。但在之后的发育过程中，第一、二、五鳃弓的血管逐渐消失，第三鳃弓发育为内颈动脉，第四鳃弓左侧发育为主动脉弓，右侧发育为锁骨下动脉，第六鳃弓发育为肺动脉以及胎儿期的动脉管。

人类由鱼类进化而来，外形发生了巨大的变化。这一进化历程，在胎儿期鳃弓形成、成长发育中鳃弓又逐渐消失的过程中重新体现了出来。

接下来我们又将面临一个新的问题，那就是，同样作为呼吸器官，鳃弓为什么没有直接进化成人类的肺脏呢？

首先，让我们来看一看，在原始鱼类时代，肺脏是怎样形成的。

生物生活在水中时，是通过鳃来过滤、吸收溶解在水里的少量氧气的。在那一时期，生物如果离开水就无法呼吸。在之后的某一时期，一部分鱼类开始使用消化道呼吸。现在仍旧生活在淡水中的泥鳅，就是一种使用消化道呼吸的鱼类。泥鳅可以通过肠上皮细胞吸收氧气。（一部分龟类也是如此，可以通过肛门吸水的方式进行肠呼吸。）

而后，消化道的一部分进化为袋状，形成了专门用于呼吸

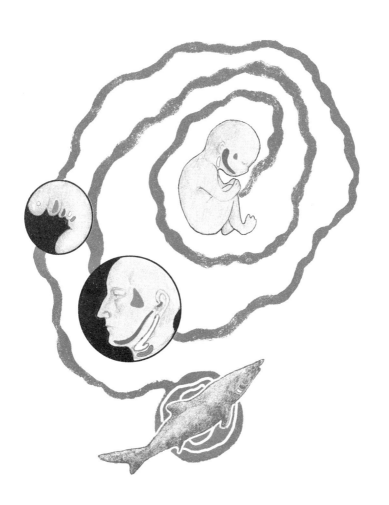

的肺脏。生活在南美洲、非洲、澳洲的肺鱼，就是一种生有肺脏的现生古代鱼类，在干旱期河水干涸时，它们可以依靠肺脏呼吸，在淤泥里生存。

查尔斯·达尔文在他所著的《物种起源》一书中曾经推测，肺脏是由鱼鳔进化而来的。实际上完全不对。

东京慈惠会医科大学的冈部正隆教授组织了一个研究组，针对肺鱼的同类——恐龙鱼进行了调查，发现恐龙鱼的肺脏发育过程与陆生脊椎动物的成长过程极为相似。恐龙鱼拥有 3 对与肺脏发育相关的基因，发挥着与陆生脊椎动物的肺脏发育决定性基因相同的作用。也就是说，通过该研究能够证明，肺脏并不是由原始鱼类的鱼鳔进化而来，而是一部分原始鱼类本身就长有肺脏，人类的肺脏正是由这些鱼类的肺脏进化而来。

2015 年，巴西里约热内卢州立大学的研究组在深海腔棘鱼腹腔内发现了在进化过程中废弃不用的退化器官肺脏，也印证了上述结论。并且，腔棘鱼另有一个专用的鱼鳔，里面充满了脂肪，而不是空气。由这一发现可以推测，腔棘鱼的祖先长有鱼鳔，也长有肺脏，并且二者是分别进化的。

鱼类的肺脏与鱼鳃、鱼鳔都不同，是单独存在的。因此，作为鱼类的后代，陆生动物的胎儿的鳃弓也不会发育为肺脏，而是发育为其他的重要器官。

在胎儿期拥有鳃弓的，并不仅仅局限于人类。观察发现，哺乳动物老鼠在受精后从第8日开始，胚胎前部生出鳃弓，至胚胎形成的第10日时，将形成4对鳃弓。之后，第一及第二鳃弓逐渐增大，覆盖住其他鳃弓，向身体内部延伸，同时圆球状突起逐渐消失，最终鳃弓将转化为其他器官。此外，爬虫类、鸟类在胎儿期，也会短暂地出现鳃弓。

鳃弓的转化现象也并不仅限于脊椎动物。卡尔顿大学的贾米拉·库克罗伯帕克研究组，通过对古生代昆虫蜉蝣的幼虫与成虫标本对比后发现，幼虫气管鳃上的血管分布与成虫翅膀上的翅脉是相同的，幼虫的鳃转化为翅膀，幼虫时期与鳃的活动相关的肌肉，在成虫时期转化为了扇动翅膀时所用的肌肉。

肺脏取代了鳃成为呼吸器官后，水生动物来到陆地生活，进化为陆生动物。它们需要大量地获取能量，因此心肺功能逐渐发达起来。

那么，人类只在胎儿期出现的鳃弓，是否会重新进化为鳃呢？

肺脏与鳃的起源是不同的，肺脏必然无法再重新进化为鳃。即便未来人类不得不进入水中生活，要想用鳃呼吸，也需要重新经历进化的过程。

不过，如果现代人类受到环境破坏的影响而灭绝，几亿年后新人类诞生，鳃人即人鱼出现的可能性也是存在的……只不过，如果短期内想要用鳃呼吸，就只能使用人工鳃作为替代品了。

但是，人类使用人工鳃时将会面临一些问题。人类的心肺功能十分发达，在水中活动时，若要获得与在陆地上时等量的氧气，则1分钟内需要处理90升水。那么，使用人工鳃时要向氧气过滤器中灌入大量的水，需要用到超高功率的水泵与电池，因此人工鳃的小型化是很难实现的。此外，通常我们在潜水时使用的水下呼吸器里填充的压缩空气，与地面空气的成分是相同的，而在使用人工鳃时，如果过滤器只过滤氧气，人类呼吸到的气体里只有单一的氧气成分的话，有可能会出现氧中毒。

人工鳃的实现尚需时日，或许人类首先应该考虑的是怎样解决海洋污染的问题。因为，居住在大海里的鱼类，是我们人类的祖先啊。

人类多样性

历史上，人类学家多次对人种进行分类。迄今为止获得较多认可的，是 1950 年之后诞生的四大人种学说，即西欧亚人（高加索人种、白色人种）、东欧亚人（蒙古人种、黄色人种）、尼格罗人（黑色人种）以及以澳大利亚土著为主的澳大利亚人。

在人类进化的历程中，人种的差异是怎样产生的呢？

以牛津大学为主导的一个研究团队，在骨骼、化石、基因相关研究的基础上，对人类诞生之地——非洲大陆的气候及生存环境进行研究后发表了一篇论文，否定了此前的一个定论，即"早期的人类是一个单一群体"。

由论文里的各种数据来看，早期人类在一开始时就分散在一个十分广阔的地域范围内，生存在各种各样的环境里。

现在的非洲以气候恶劣著称，然而在 30 万年以前，非洲曾是一个拥有绿地、河流、湖泊，以及多种野生动物的地方。由于不同的区域存在着自然条件的限制，因此分散在各地的人类群体相互之间无法取得联络，一个群体与另外一个群体可能在长达 1000 多年的时间里没有任何交流。石器制作与使用等技术并不是由一个群体向另一个群体传播的，而是在不同的时代、不同的地区分别诞生的。

此外，研究人员从1万年前生活在非洲的人群的骨骼以及化石中提取DNA进行分析后发现，单个人种群体并不会存续很长时间，在某些时代里群体的基因并没有得到遗传，不同的时代、不同的地区，新群体与旧群体的特征相互混杂，出现了在单一群体中不存在的多样性基因。

因此，从早期开始，人类的各个种群就是同时存在的。

从线粒体DNA分类的角度，可将现生人类大致划分为四个种群。其中三个种群为非洲人种，剩余一个种群中包括了非洲人、高加索人、蒙古人、澳大利亚人。生物种群发源越早，种群多样性越高；种群分化时间越长，种群的混杂度越高。早期非洲人的基因充满了多样性，这正是人类祖先在漫长的时期里一直生活在非洲的证据。

早期人类随着时间的推移逐渐向世界各地迁移，最早来到亚洲的爪哇猿人等，在尚未进化时便灭绝了。留在非洲大陆的人类则逐渐变得多样化，最后走出非洲大陆的人类反而存活的时间最长，逐渐进化成了现在的人类。在世界各地不同的日照时间及差异较大的饮食条件下，人类在肤色及体格方面的差异逐渐扩大。

美国亚利桑那大学的乔舒亚·绍尔博士认为，种群多样化程度越高，种群的进化速度越快，新的种群诞生的可能性就越高，而这又进一步地促进了种群的多样化。

也就是说，非洲大地是新的人类种群诞生的摇篮。

如今生活在非洲的人类依然保持着基因的多样性。

因此有很多人认为，在科幻小说或者科幻电影中，未来人类应该在种群多样化程度较高的非洲人之中诞生。

只不过，如果未来地球环境在很长的一段时期里仍旧适合人类生存的话，或许人类将不再需要进化了。

第二章

骨头的隐秘进化史

9

智慧之齿：智齿

如今，健康学、健康产品、健康食品充斥着日本的大街小巷，乍一看仿佛日本已经实现了全民健康。然而，有一种疾病几乎困扰着每一个日本人，那就是蛀牙，医学上称为龋齿。

当然，龋齿的治愈率正在逐年上升。但厚生劳动省[1]在2016年进行的调查显示，25~85岁的人中，有80%的人患有龋齿。因此，龋齿已经成了日本国民的一种普遍性疾病。

龋齿的一个成因，来源于棘手的第三大臼齿，即医学上称为第八齿的智齿。通常，人类咀嚼、磨碎食物只用到两对臼齿，又称磨牙。智齿位于这两对臼齿的里侧，常常在不知不觉间发展为龋齿。

智齿是所有恒牙中最晚生长的牙齿，通常在15~25岁萌出。智齿萌出的年龄接近于成年，因此也俗称立事牙。"智齿"这一名称来源于英文"wisdom tooth"，意为在拥有了辨别事物的智慧后长出的牙齿。

---

[1] 日本负责医疗卫生和社会保障的主要部门。——译者注

人类有两副牙齿，一副是儿童期的乳牙，共20颗；另一副是15岁左右换牙完成后的恒牙，共32颗。从形状来看，牙齿可分为四大类，左右侧呈对称分布，以单侧为例，最前排的两颗前牙是切牙[1]，切牙里侧是尖牙[2]，尖牙里侧是两颗小臼齿，小臼齿里侧是两颗大臼齿。智齿就是位于最里侧的第三大臼齿，在牙科用语中称为第八齿，意为从前牙开始数的第八颗牙齿。

通常，每个种类的大臼齿都包括上颌左右两颗与下颌左右两颗，总计四颗。不过，大臼齿的发育情况是存在个体差异的，有些人的大臼齿数量不足四颗，有些人则根本没有智齿。

人类进化至智人后，下颌骨变小，导致第三大臼齿也就是智齿的生长空间不足，萌出方向（生长方向）通常与普通臼齿不同，常常出现横向或斜向生长或在牙龈内生长的情况。

在这种情况下，牙刷难以完全伸入口腔内侧，因此牙齿难以得到彻底的清洁。此外，刚刚萌出的牙齿质地较为柔软，很容易导致龋齿或牙龈炎。因此，如果智齿的发育情况不正常，就需要将其拔除。在智齿的大部分牙体长在牙槽骨内或牙根的

---

[1] 俗称门牙。——编者注
[2] 俗称犬牙。——编者注

形状发生了复杂变形的情况下，则需要通过手术将牙龈切开，或者将牙槽骨或牙体切除。这类手术通常需要牙科联合口腔外科共同实施。

由于牙齿清洁不彻底而导致智齿周围的牙龈发炎，是20岁左右的人群中常见的一种疾病，称为"智齿冠周炎"。病情加重后会累及周围软组织与颌骨，出现脸部皮肤肿胀、张口受限等症状，需要将包覆智齿的牙龈切除。此类牙龈炎如果不加治疗，可能会导致更为严重的后果。

近年来的研究发现，牙周炎的致病菌及其他各种炎性物质可以通过血管到达全身的各个部位，因此牙周炎与心脏病及血管病等循环器官疾病之间存在着很大的关联性。研究人员对引起动脉硬化的血管内病灶进行调查后，在血管内发现了一种能够附着并侵入血管壁细胞的牙周病原性细菌——牙龈卟啉单胞菌，由此可推断，这种细菌或许也是造成动脉硬化的一个病因。

那么，智齿为什么会变成人类的一个大麻烦呢？

早期的人类不具备烹饪食物的技能，往往直接用牙齿咀嚼坚硬的食物，这就需要有一个大而结实的颌骨，以便拥有足够强大的咬合力，因此颌骨上留有智齿正常生长所需的空间。研究人员针对人类骨骼化石进行调查后发现，生活在

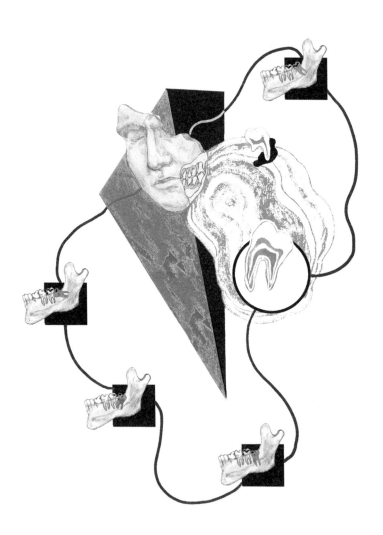

距今 258 万至 1 万年前的更新世[1]时期的古人类，自直立猿人时代起至尼安德特人时代，智齿的生长发育都是正常的。

在这一时代的人类遗迹中发现了石器以及炉火的痕迹，说明人类在这一时期已经初步具备了将坚硬的食物炖煮至软化的技术。人类开始不需要直接用牙齿咀嚼坚硬的食物或生肉，对牙齿咀嚼能力的要求也就逐渐降低了。原先长在颌骨最里侧的第三颗臼齿，也逐渐失去了存在的必要性。

之后，在晚期智人时期的克罗马农人身上，智齿已经出现了与现代人类相似的异常发育的情况。同时，颌骨产生了逐渐退化、缩小的倾向。

研究人员针对头骨进行研究后发现，日本绳文人中智齿正常生长发育的比例只有 80%。自弥生时代起，这一比例进一步下降，至镰仓时代时已下降至 40% 左右。

饮食习惯与生活方式的变化对颌骨的变化产生了怎样的影响，这在科学上还没有明确的论断。研究人员对德川幕府历代将军的遗骨进行调查后发现，与同期的其他武将相比，德川将军的颌骨相对较小。不知这一现象的出现，是由于遗传，还是由于德川家的食物制作得较为精细，只吃柔软的食物导致颌骨

---

[1] 亦称洪积世，由英国地质学家莱伊尔于 1839 年创用，1846 年福布斯又把更新世称为冰川世。地质时代第四纪的晚期。——译者注

出现了退化。

从全身骨骼的角度来看，生活的变化对骨骼产生的影响更加明确。战后厚生省（调查实施时厚生省与劳动省尚未合并）进行的调查，1948 年，17 岁城市男性的平均身高为 158.4 厘米；而据厚生劳动省实施的调查，2014 年，17 岁城市男性的平均身高为 170.9 厘米。在 66 年的时间里，平均身高增长了约 13 厘米。

据推测，其中的原因在于，战后日本人的营养摄取量逐渐增加，并且生活方式逐渐西化，屈膝跪坐这种对脚掌形成压迫并且影响血液及淋巴液循环的坐姿也逐渐被弃用。包括牙齿在内的全身骨骼在外部因素的影响下，出乎意料地成了最容易发生变化的人体器官。而智齿最终成为人类的困扰，可以说也是由于生活方式的改变而导致的一种退化现象。

那么，其他的哺乳动物也长有智齿吗？

大部分哺乳动物的大臼齿通常位于牙列的最里侧，用来咀嚼、磨碎食物，起到了类似"臼"一样的作用，臼齿正是因此而得名。

不同的动物，牙齿的种类与数量也不尽相同。哺乳动物中，不同的物种，牙齿排列顺序即齿式，以及由乳牙转换为恒牙的换牙期也是不同的。大部分物种可在一两年的时间里完成换牙。不过，也有很多动物在一生之中会频繁地换牙。

有些动物和人类一样，长有第三大臼齿，只是萌出时间与人类智齿的萌出时间不同，因此或许不能称之为智齿。

不过，人类的智齿虽然是一个退化器官，但有些人的智齿能够正常萌出并且发挥功能，或者在其他牙齿尤其是相邻牙齿脱落时充当牙桥或基牙，在这种情况下不需要将智齿拔除。

近年来，形态正常的智齿已经可以用于移植了。在需要将某一颗臼齿拔除时，或已经拔除后，将智齿移植至相应部位，这就是自体牙移植技术，手术时通常将被称为牙周膜的牙齿周围组织也一并进行移植。

当然，并不是所有的情况都适合自体牙移植。用于移植的智齿须是健康的牙齿，没有龋坏，没有患上牙周病，拔下的智齿需要保持完整的形状等，这些都是自体牙移植的前提条件。此外，移植部位仅限于臼齿，并且智齿齿根的牙槽骨必须是发育良好的。

牙周膜移植后，牙槽骨重新发育，移植后的智齿就能够恢复原先的功能。这种治疗方法与种植牙以及假牙有所不同，其特点在于身体的负担较小。

得益于牙科治疗技术的日益进步，智齿终于有了自己的用武之地，而不再单单是一个麻烦制造者。

10

让人困扰的骨头：颈肋骨

近几年来，每年定期举办的恐龙博览会受到了很多小朋友的青睐，参观恐龙博览会已经成了暑假里的一个固定项目。有趣的是，恐龙学说日新月异，举办者为了呈现最新的研究成果，每年都会对展出的恐龙骨骼化石或复原模型进行改造。最近有学者针对带羽毛恐龙中一部分种类的归属提出了反论，不知在接下来的展览中，这些标本将会发生怎样的改变。

通过参观博览会我们明白了一件事，有些恐龙的脖子虽然很长，但却无法抬高，只能以保持与地面平行的姿势左右转动。

它们的脖子为什么不能抬高呢？

原因是，这些恐龙脖子上的颈椎骨呈"之"字形紧密连接，在颈椎骨下方沿着整个脖子的方向长有长长的"颈肋骨"，通称"颈肋"。

颈肋骨紧密叠合连在一起，像一根弹簧一样对脖子起到了托举作用，使恐龙可以不用花费太大力气就能支撑起脖子。然而，也正是因为颈肋骨的存在，导致恐龙在抬头时遇到了阻碍。

生物在进化的过程中，脖子逐渐缩短，骨骼逐渐简化，颈肋骨也慢慢地退化了。但是，直到现代，颈肋骨偶尔还会出现在人类身上，给人类的生活带来困扰。

颈肋骨出现在人类身上属于一种疾病，多发于溜肩的女性或者工作中常常搬运重物的人群。发病时，在用手拉住地铁上的拉环，或要将物品放置在柜子上面时，一抬起手臂就会感觉到上肢发麻，或者肩膀、手臂、肩胛骨周围产生疼痛感。

人类的前臂上有两根长骨，其中靠近手掌小指一侧的骨头称为尺骨。颈肋骨相关疾病会导致沿着尺骨一侧的肌肉出现剧痛感或麻痹感，甚至出现手掌握力降低、肌肉麻痹等症状。

若这些症状进一步恶化，还会导致坏疽[1]的产生，成为胸廓出口综合征的一个诱因。

人类脊椎上的椎骨中，7块颈椎与12块胸椎是相连的。人类的颈肋骨就长在颈椎中最下方的第七颈椎上。

颈椎横突的前端有前后两个部分，前面的部分被称为前结节，是早期肋骨的遗留痕迹。

前结节长度增加，像肋骨一样由第七颈椎出发向前方延伸，就形成了颈肋骨。颈肋骨的形状因人而异，有些人的颈肋骨像肋骨一样能够完整地与胸骨联结形成一个关节，有些人的颈肋

---

[1] 指组织坏死后，因继发腐败菌的感染或其他因素的影响呈现黑色、暗绿色等特殊形态的改变。——编者注

骨与胸部最上方的第一肋骨的肋软骨相连，而有些人的颈肋骨只是第七颈椎横突上稍微延伸出来的一个凸起。

颈肋骨通称颈肋，是引发胸廓出口综合征的一个原因。

负责向上肢输送血液的是锁骨下动脉。锁骨下动脉通常由胸廓上口伸出，穿过第一肋骨，以及比第一肋骨位置更高的颈肋。因此，颈肋的位置不光对锁骨下动脉造成影响，也会对手臂神经以及胸神经造成影响，形成压迫。

锁骨下动脉与手臂神经丛受到压迫，正是颈肋相关症状产生的原因。特别是肌肉力量下降的中年女性以及工作中过度使用手臂与肩膀的人群，颈肋骨与锁骨下动脉以及神经之间的位置关系容易发生变化，因此很容易出现颈肋相关的症状。病情严重时，需要通过外科手术将颈肋骨切除。

颈肋骨是鱼类、爬虫类时代的肋骨的痕迹器官。有关颈肋骨的详细情况，会在后续的"第十三对肋骨"中详细介绍，因此此处只做简单说明。

就像人类的祖先鱼类一样，过去，哺乳动物的躯干也布满肋骨。在进化的过程中，肋骨逐渐退化，除胸部还完整地保留有肋骨以外，在身体的其他部位，肋骨退化成了椎骨的一部分。在颈椎部分，肋骨退化成了横突上的"横突前结节"，而在腰椎部分则退化成了"肋突"。

可以说，正是由于肋骨出现了不同程度的退化，才促成了现代脊椎动物的多样性。

那么，其他哺乳动物的颈肋骨又是什么情况呢？

在西伯利亚地区有很多长期冻结的永久冻土，其中存在着多种古生物化石以及冰冻的尸骸，在被发现时仍旧保持着非常好的状态。2015 年，人们在西伯利亚一处河岸的永久冻土表层发现了一具 7 个月大、保存完好的披毛犀遗骸。

研究人员为它起了一个好听的名字，叫作"萨沙"，并为它做了复原。它的颈肋骨成了研究人员破解披毛犀灭绝之谜的一个线索。

在距今 180 万至 1 万年前的新生代第四纪，栖息在欧亚大陆上的披毛犀，与猛犸、大角鹿等同为冰河时期的代表性动物。

披毛犀生活在现在的英国至西伯利亚东部地区的冻土地带，它们的身体能够对抗寒冷的气候。萨沙被发现的位置，正是众所周知的披毛犀栖息地。

除进化历程、饮食习性、寿命等之外，披毛犀身上还有一个未解之谜，那就是它们的栖息地缘何一直未变。猛犸的化石在北美洲也曾被发现，而西伯利亚野牛的后裔直至现在依旧繁衍不绝。与它们不同，披毛犀一直栖息于欧亚大陆上，直至灭绝。

在冰河时期，俄罗斯东北部与美国阿拉斯加地区有一个相互连接的通道（现在的白令海峡），然而披毛犀却没有穿过通道去往北美大陆，以扩大其活动区域。

研究人员对包括萨沙在内的大部分披毛犀的化石进行研究后发现，它们中的大多数，颈椎上长有颈肋骨。颈肋骨的存在使披毛犀的移动变得困难，因此无法做到远距离迁移。

不过也有另一种学说认为，是气候的变化导致披毛犀无法迁移，只能栖息在一个小范围的区域内，加上近亲繁殖使披毛犀的基因劣化，种群逐渐衰落。

与颈肋骨的生长有关的基因，在其他动物身上也是存在的。

昆虫的躯体由头部、胸部、腹部三个部分构成。不过，有一些昆虫会出现变异，例如脚长在头部。这是由于同源异形基因[1]的劣化导致生物体出现变异，产生了同源异形基因突变现象。

1983 年，瑞士巴塞尔大学研究室发现了所有同源异形基因中共通的 DNA 核苷酸序列，并将其命名为同源异形框。

这段由 180 个核苷酸构成的同源异形框，在青蛙、老鼠，以及人类的基因中也曾被发现，由此可见，人类椎骨、肋骨的发育或许受到同源异形基因的支配。

---

[1] 一类参与生物体器官与形态建成活动的基因。基因突变会导致生物体发育途径的改变，使生物体形态结构发生显著的变化。——编者注

哺乳类的同源异形框由 39 个基因构成。其中，有 5 个基因对颈肋骨的生长发育起着决定性的作用。若其中任意一个基因出现缺损，就会导致已经退化了的颈肋骨重新生长发育。

也许在不远的将来，人类可以通过事先检查，提前预防颈肋骨的生长。

来自远古时代的颈肋骨，将会诉说未来的医学故事。人类最终将能够利用不断发展的科学技术，克服恐龙时代无法解决的烦恼。

11

易骨折的盔甲：第十三对肋骨

在人类漫长的文化历史中，提到认知度最高的骨头，那应该是大部分脊椎动物都有的肋骨了。《圣经·旧约·创世记》中记载，"神就用那人身上所取的肋骨，造成一个女人"，也就是说，夏娃是用亚当的一根肋骨做成的。得益于这一类文字描述，肋骨成了人们耳熟能详的一类骨头。

从解剖学的角度来看，通常人的肋骨共有 24 根。然而，1960 年前后，国外一项针对 1239 具骨骼进行的调查发现，成年人当中大约有 9%，也就是大概十个人当中就有一个人，比其他人多拥有一对肋骨。这是一个相当高的比例。

然而，这一对多出来的肋骨实际上并没有多大的用处。

肋骨就像一个鸟笼一样，将内脏保护在里面。过去，哺乳动物的肋骨是将腹部也覆盖住的，只是在进化的过程中，除了胸部肋骨以外，其他部位的肋骨都已经退化了。

肋骨前部是由软骨构成的，称为肋软骨。哺乳动物的肋骨由脊柱上的椎骨向前胸方向伸出，到达胸骨时通过肋软骨与胸骨联结在一起，这样的结构使胸廓富有弹性，在受到外部冲击时,胸廓能够起到拦截、吸收外力的作用,以保护胸廓内的脏器。并且,柔软、可动的胸廓使人体在呼吸时胸廓运动的效率得到了提高。

人类的肋骨通常有 12 对,共 24 根,第一至第十对肋骨中的每一对都拥有自己的名称。肋骨呈细长弓状弯曲,不同位置的肋骨,长度与形状也有所不同。

所有肋骨中,最上方的 7 对肋骨直接与胸骨相连,其次的 3~4 对肋骨分别附着于上一对肋骨之上,最下方的 1~2 对肋骨最短,末端呈游离状态,因此被称为浮肋。

第十三对肋骨包括两种可能性,一种是在前面一节中提到的、长在第七颈椎上的颈肋骨;另一种是长在腰椎最上方一节上的肋骨,两种情况中第二种情况较为多见。颈肋有可能对身体健康造成危害,而长在腰椎上的肋骨,基本不会产生什么影响。

不过,在欧洲的基督教会中,如果某一教徒的身上出现了多余的肋骨,必然会引起一番骚动,这与《圣经·旧约》的内容有关。即便到了现在,大多数欧美国家对进化论依然持强烈的否定态度,他们认为《圣经》中的一切内容都是正确的,原教旨主义思想根深蒂固。

根据人类学家兼解剖学家长谷部言人在日本进行的调查,

日本国民中拥有 12 对肋骨的人的比例为 92.8%，拥有 13 对肋骨的比例为 6.1%，而拥有 11 对肋骨的比例为 1.1%。据此可知，除多一对肋骨的情况外，少一对肋骨的情况也是存在的。缺少一对肋骨，大多数情况是由于第十二对肋骨尺寸极小或消失不见了。多一对肋骨的情况，出现在女性身上的比例高于男性，除了在第七颈椎上生成颈肋以外，还有可能出现一些少见的异常现象，例如某一对肋骨的前侧部位变大、伸长，或者第四肋骨出现分裂等。

进入 20 世纪后，随着解剖学的逐步发展，人们才逐渐发现，肋骨是一种拥有自主性生长发育能力的骨头。

早期脊椎动物身上的支持器官是坚韧的、绳索状结构的脊索。在进化过程中，脊索周围的软骨逐渐骨化，形成了笼状的肋骨，用以保护内脏，并且防止内脏脱出。

到了陆生动物时代，为了应对重力的影响，脊椎动物的脊柱逐渐得到强化。人类进化至直立行走之后，由于人体的自重在垂直方向形成了很大的压力，脊柱上的所有椎骨都逐渐变得和最末一块椎骨一样大，而骶骨（位于脊椎最下方的三角状骨头）的下半部分则大幅缩小。

再回到肋骨。肋骨分为很多种类。

首先，在软骨鱼类、两栖动物，以及在它们之后进化的动

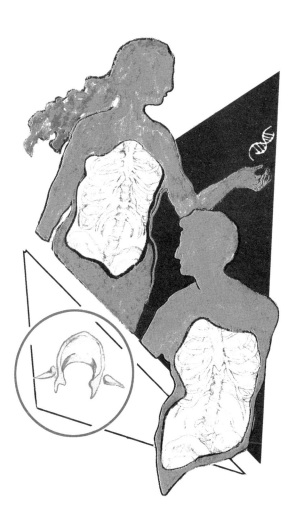

物身上，能够看到与椎骨上的横突相连、区分背部肌肉与腹部肌肉的"上肋骨"。沙丁鱼体内的刺，就属于这一类骨头。

还有一种，是向鱼腹一侧生长的肋骨，被称为"下肋骨"。人类的肋骨，就是由这一类肋骨进化而来。

硬骨鱼类身上覆盖在腹部的腹肋骨，与下肋骨类似，但不与躯干椎连接，而是被皮肉所包裹，形成了皮骨。已经灭绝的大部分恐龙以及爬虫类都有腹肋骨，现生动物中有腹肋骨的只有鳄鱼和新西兰大蜥蜴。

鸟类原本是暴龙等兽脚类恐龙中的一种，在进化的过程中，身体逐渐小型化、轻量化，腹肋骨也逐渐消失了。

有趣的是，乌龟的龟壳也是由肋骨进化而来的。通常，哺乳类、鸟类、爬虫类等的肋骨，是由背部一侧向腹部一侧平行延伸，而乌龟的肋骨则是由背部向腹部横向延伸并扩展为扇状，相邻肋骨之间相互连接，形成了一个骨板，这就是龟壳。

但是，乌龟的肩胛骨以及肩部周围的肌肉也被肋骨也就是龟壳包覆，由此可见，乌龟经历了一个与大部分动物不同的特殊进化过程。

对于体表没有硬骨或鳞片的哺乳动物来说，肋骨是用来保护内脏的一个重要器官。但是，出于转动头部及身体、迅速转变行动方向的需要，哺乳动物在进化的过程中，除了胸椎部位的肋骨以外，对身体灵活度形成阻碍的其他部位的肋骨逐渐消失了。

因此，哺乳动物的肋骨，仅仅保留了位于胸部的部分。

那么，人类以外的其他哺乳动物大约有多少根肋骨呢？

白鼠共有 13 对肋骨，比正常人类肋骨的数量多出一对。鼠类的天敌——猫的肋骨，也是 13 对。

大型哺乳动物抹香鲸的肋骨共有 11 对，但肋骨关节面并不发达，仅仅是一个单纯的结构性的存在。原因在于，抹香鲸在潜入深海时，活动性较高的肋骨可以协助肺脏收缩，减小水压。

由此可见，动物在进化的过程中，为了保护自己的内脏（哺乳动物主要为心肺器官），肋骨逐渐进化成了最符合需要的形状。

然而，作为盔甲的肋骨，事实上并不那么坚固。每一根肋骨都很细，并且很容易折断。外部冲击暂且不说，只要一声咳嗽，肋骨就有可能发生疲劳骨折。所有肋骨中，最容易发生骨折的是第四至第八对肋骨。

不过反过来说，即使发生骨折也不会有大的危害，这是肋骨的另一个特点。某一根肋骨出现骨裂，或某一根肋骨骨折的情况下，相邻的肋骨也能起到相互支撑的作用，在这种情况下，人通常只会感到有一点呼吸困难，不会出现剧烈的疼痛感。

换一个角度来看，肋骨易于骨折，或许也是为了通过骨折来化解外力的冲击。

不过，肋骨之间分布着由脊髓延伸出来的肋间神经，因此，如果由于某些刺激而对肋间神经形成压迫，在打喷嚏、咳嗽、深呼吸时，会感觉到胸部有强烈的刺痛感。近年来，长时间伏案工作或以同一个姿势长时间使用手机导致肋间肌肉紧张，从而引发肋间神经痛的情况屡见不鲜，可以说已经成了一种现代病。

肋骨从圣经时代就已经引起了人们的注意。跨越了漫长的历史之后，到了 IT 时代，人们却因为肋骨引发的一种现代病而烦恼，这多少有些不可思议、发人深省。

12

消失的尾巴：尾骨

在不怎么下雪的城市里，每年冬天，新闻里总会出现几辆笛声大作的救护车，赶着去救护滑倒的人。下雪的日子里，如果只是滑倒摔了一个屁股墩，那顶多疼几天也就过去了。但如果伤到了骨头，可就有苦头要吃了。

　　位于脊椎最末端的尾骨，是在摔伤屁股时最容易发生骨折的一个部位。脊椎最尾端的椎骨名为尾椎，这些尾椎发生了骨性结合，便形成了尾骨。脊椎作为人体最为重要的一个部位，其尖端发生骨折时，疼痛程度可想而知。

　　在日本昭和时代，有一位著名摔角手名为巨人马场[1]，他有一项被称为"Atomic Drop"的独门绝技，是将对手抱住举起后将对手的屁股重重地摔在他的膝盖上，对手往往倒在摔角场地上，捂着自己的屁股疼痛不已。这项绝技的日文名称为"折断尾闾骨"，尾闾骨正是尾骨的旧称。

　　尾骨原本是尾巴上的骨头遗留下来的痕迹器官，通常由

---

[1]原名马场正平（1938—1999），日本著名职业摔角手，是让摔角运动流行日本的关键人物之一。——译者注

3~6 块小骨头结合而成，不同的人身上尾椎骨的数量有很大的差异。人类的胎儿在两个月左右的胚胎期时，发育出一条尾巴，其长度约为退化前整条尾巴长度的 1/6。这时，尾骨部位共有 9 个尾椎原基，但随着胎儿的发育，最下方的尾椎逐渐被身体吸收，最终只有上方的 3~6 个尾椎保留下来，人类尾椎骨数量的个体差异就是在这个时候产生的。

这些骨头的形状类似于小球或长骨片，越靠下的骨头越小，最下方的骨头是三角形，其上端两侧有向上突出的尾骨角，是上关节凸起的遗留痕迹。

尾骨、骶骨和左右两块髋骨共同构成了骨盆。骨盆就像一个托盘一样，将腹部的内脏器官自下而上承托起来。

男性与女性的骨盆形状差异很大，男性骨盆中央的孔接近三角形，而女性由于生产时胎儿需要从孔内通过，因此孔的形状是圆形的。同样，男性与女性的尾骨形态也存在差异。男性的尾骨是向身体前方弯曲的，而女性的尾骨则是直直的，原因是为了消除胎儿出生时尾骨可能产生的阻碍。另外，在摔倒、生产后，或受到强力冲击时，女性比男性更容易受伤，原因也在于女性的尾骨是直线状的，就像手指戳伤一样，会伤及周围的肌肉，产生剧烈的疼痛感。

在极为少见的情况下，新生的婴儿身上会长有一条尾巴，尾巴里面没有骨头，只有血管、肌肉和神经。这绝不是什么不可思议的事情。这是由古代祖先身上的基因引起的隔世遗传现象，俗称"返祖"。基因发出了错误的指令，使人体具备了我们的祖先——猿猴的形态。现在，新生儿身上出现长尾巴的情况时，通常会在幼年时期将尾巴切除。

印度人口较多，隔世遗传的现象时有发生，新闻里也常常有新生儿长尾巴的报道。不过，印度人口中将近八成是印度教教徒，长尾巴的人会被看作是神猴哈奴曼[1]转世，因此人们通常不会把尾巴切除，而是选择保留下来。地域不同，尾巴受到的待遇可谓天差地别，令人感慨。

人类也属于灵长类动物，那么为什么人类的尾巴退化成了尾骨呢？答案可能就隐藏在人类祖先过去的生活环境当中。

举例而言，松鼠猴的尾巴很长，在细长的绳索上穿行时，长长的尾巴可以左右摇摆用来帮助身体保持平衡，或者可以勾住绳子防止摔落。

而尾巴较短的猴子就不太擅长在绳索上移动，只能通过手臂的力量吊挂着从绳索上面通过。这种猴子通常是那些不擅长在树上大范围地活动，或者体型较大的类型。

---

[1] 印度史诗《罗摩衍那》中的形象，有四张脸、八只手，曾多次救助罗摩王子，与罗刹恶魔大战。——编者注

正是那些不太擅长攀缘绳索的古猿，最终进化成了人类。它们来到地面上，开始用两只脚在草原上行走之后，尾巴就完全丧失了存在的必要性。

不过，它们与人类的区别并不仅仅在于有没有尾巴。

人类与黑猩猩有着共同的祖先，却走上了不同的进化道路。人类尾骨附近的骨盆是横长状的，而黑猩猩是纵长状的，两者的形状差异较大。出现差异的原因，在于直立行走导致了头颈部、肩胛骨部位和脊柱的位置、重量发生了变化。骨盆承受着上半身重量带来的压力，在不同的生活环境和行动方式之下，重心的位置发生变化，成了骨盆形态变化的一个原因。

人类开始在陆地上直立行走之后，骨盆承受的纵向压力增大，变成了内脏的一个容器，因此逐渐进化成了横长形状。

而黑猩猩的骨盆是纵长形状。这种形状有利于骨盆与长长的髂骨共同固定脊柱肌肉群，使背部肌肉最大限度地发挥力量。

值得一提的是，研究人员发现，人类与黑猩猩的基因组碱基对序列有98%以上是相同的。虽然人类与黑猩猩在智商、体型等方面存在着较大的差异，但这不足2%的差异，只是来源于两者的祖先在进化的历程中出现分化时，基因的复制出现了一点点的偏差。因此从基因组的角度而言，可以说，人类与黑猩猩的基因几乎是相同的。

有人认为，基因可以决定一切，包括健康、才能等在内。然而从人类与黑猩猩基因组的相似性来看，可以说，这种观点是不成立的。

还有一种动物也是从有尾进化至无尾的代表，就是鸟类。

从外观上看，鸟类似乎是有尾巴的，但实际上附着在它们臀部的尾翼只是几根长长的羽毛而已，里面没有骨头。鸟类的尾骨通常由 6 块骨头构成，位于臀部最末端的骨头被称为尾端骨。

从分类上看，鸟类曾经属于兽脚类恐龙中的一种，与常常出现在电影中的肉食性恐龙暴龙属于同一个亚目（兽脚亚目）。两足行走的兽脚类恐龙的身体与地面保持平行，需要一条长长的尾巴来使头部和下半身以脚为中心保持平衡。

生活在距今 1 亿 4600 万 ~1 亿 4100 万年前的侏罗纪晚期的始祖鸟，虽然不是现今鸟类的直接祖先，但已经同时具备了恐龙与鸟类两方的特点。

始祖鸟有一条由 21 块尾椎骨构成的长长的尾巴，并且具有其他恐龙也具有的特征，即在尾椎下方有一节将尾巴上的肌肉分隔为左右两个部分的间隔骨，名为"脉弓"。

早期鸟类在尝试了各种各样的进化模式后，最终将飞行能力收入囊中。

为了能在空中飞行，鸟类将自己的重心放在翅膀前方 1/3
至 1/4 的位置，在飞行时可以最大限度地利用升力，减少体力
的消耗。正是为了减轻身体的重量，将身体重心转移至前方，
尾椎骨逐渐退化了。为了获得飞行能力，鸟类抛弃了比较重的
尾骨，进化出了更为轻盈的羽毛。

而这个逐渐退化的尾骨，给现代人的生活带来了一些特殊
的困扰。

伏案工作或开车时长时间地坐在座椅上，臀部中央最靠下
的尾骨周围会出现疼痛感。又因为尾骨连着盆底肌，疼痛感会
使人在无意识中驼背或后仰，相关部位的肌肉很容易疲劳。

人类既然已经失去了尾骨，就更需要学会采用正确的姿势，
保护好腰和骨盆。

什么是发达器官?

在人类进化的过程中,很多器官逐渐退化,同时又有很多与之前的生物或者哺乳动物不同的器官逐渐发达起来。其中非常具有代表性的例子就是人类的大脑。其次就是大脑所控制的器官中,将人类与其他动物区分开来的眼睛。

首先,让我们来看一看各种生物的眼睛的特征。

生存于侏罗纪或白垩纪的大部分早期哺乳动物属于夜行性动物,以避开恐龙的捕猎。在黑暗中生存是不需要色觉功能的。大多数现代哺乳动物分辨颜色的能力较低,同时体毛的颜色也较为暗淡,这些特点可能都是在早期的生存环境中形成的。

现代人类拥有三色型色觉,可以通过视网膜分辨红色、绿色、蓝色。其他动物的色觉存在较大差异,有的是二色型色觉,有的是四色型色觉。

例如,猫的色觉为二色型色觉,分辨率较低,在光线充足的场合下看到的东西是模糊的,但在黑暗中却能够清晰地分辨物体的形状。其他动物中,属于昆虫类的蜜蜂的色觉是三色型色觉,它们只能分辨黄色、蓝色、紫外线。通过紫外线,蜜蜂可以辨别各种颜色的花朵中是否含有花蜜,以及用来分辨异性。

鸟类的色觉比蜜蜂更加发达,拥有能够分辨红色、绿色、蓝色、紫外线的四色型视觉。并且一些猛禽的眼睛色彩分辨率非常高,达到了人类的 2.5 倍。

爬虫类中的响尾蛇,可以通过位于眼睛与鼻孔中间位置的颊窝来感知红外线,结合眼睛感受到的视觉信息,综合判断猎物的位置。

海洋中的软体动物乌贼的视觉令人觉得不可思议。它们可以通过变换身体的颜色与同伴交流,但它们的眼睛并没有分辨颜色的能力。直至现在,科学家仍未破解其中的谜团。

如今,动物眼睛的颜色可以说是多姿多彩的,那么眼睛是在什么时候出现的呢?科学家认为,眼睛最早是在寒武纪生命大爆发时期出现的。早期的眼睛被称为眼点,是一个能对光的刺激产生反应的光受体蛋白质,能够感受到周围环境中亮度的变化。例如,眼虫的鞭毛根部生有眼点,可以预测昼夜节律并向有光的方向移动,以便进行光合作用。

后来，动物之间逐渐形成了捕食者与被捕食者的关系，为了追捕猎物或躲避天敌，眼睛进化成了一个信息收集器，功能也逐渐复杂化。

　　经历过被恐龙追捕的时代之后，早期灵长类转移至树上生活，为了便于在树枝间跳跃以及采集食物，眼睛要具备良好的视力，用来分辨距离的远近，因此头骨上容纳眼球的部位，即眼窝逐渐发达起来。眼窝形成之后，灵长类动物进食时，眼球也不再受到颌骨及咀嚼肌的影响，可以独立地活动。此外，一部分灵长类动物的色觉也发达起来，在发情期可以不需要费洛蒙的作用，而是通过身体颜色的变化发出求偶信号。

　　眼球正是在人类祖先进化的过程中与其他的身体器官共同发挥作用，才逐渐发达起来，并拥有了多种多样的功能。

第三章
没有一块肌肉是无用的

13

不受控的耳朵：外耳肌

不管在办公室还是在家里，看到有人说悄悄话，我们一般都会留意一下。如果隐隐约约听到了自己的名字，那么一定会禁不住竖起耳朵，仔细听听他们在小声地说些什么。

　　不过，事实上我们人类是做不到竖起耳朵这个动作的。和其他的哺乳动物不同，人类控制耳朵活动的肌肉已经退化了。

　　控制耳朵活动的肌肉名为"外耳肌"，也叫"动耳肌"，主要控制耳道外的部分即耳郭的肌肉的活动。猫、狗等哺乳动物的外耳肌由 10~14 种十分发达的肌肉构成，耳朵可以竖起，用来感知猎物或天敌发出的声音。

　　人类的外耳肌包含于头部肌肉中位于面部的、能够做出各种表情的面肌之内，肌肉表层与皮肤相连，因此也属于一种皮肌。

　　外耳肌中，耳郭周围的肌肉统称外侧外耳肌，由耳后肌、耳前肌、耳上肌、耳侧肌等四类肌肉构成，它们各自拥有不同的功能。此外，耳郭内部也存在一部分小肌肉。

　　上述肌肉分别位于耳郭的后方、前方、上方。耳后肌控制耳郭向后活动，耳前肌控制耳郭向前活动，耳上肌控制耳郭向上活动。耳侧肌与外耳周围的筋膜相连，控制耳郭向上竖起。

大部分的肌肉是通过肌腱与骨头连接的，因此肌肉的力量比较强大。但上面提到的这些外耳肌一端是与皮肤相连的，所以很难将肌肉力量传导至耳朵，并且运动神经也并不发达，无法对肌肉进行精确的控制，因此外耳肌无法使耳朵活动起来。

外耳肌并不属于耳朵的一部分，而是一种与表情控制相关的肌肉。

不过，有一些特殊的人群，他们的耳朵是可以活动的。当然并不是在耳朵本身肌肉的作用下活动，而是鬓角至头部侧面部位的皮下肌肉发力，带动周围的皮肤活动，从而使耳朵也一并活动起来。有些人通过训练，也能够掌握这项特殊技能。

昭和时代的著名演员胜新太郎在电影《座头市》中扮演了一位双目失明的神速拔刀武士。据说，他为了表现出主人公对声音的敏锐感知力，接受了几个月的训练，之后，他的耳朵由原先的纹丝不动变得能够自由活动起来。

相反，有些人的耳朵不需要训练就能活动。还有一些人，两只耳朵虽然能动，但不能同时活动，一次只能活动一侧的耳朵。

日本花样滑冰运动员羽生结弦还在上学时，由于训练较多，学习时间不足，所以上课时使劲地竖起耳朵，认真听老师讲课，直到同学惊诧地对他说"你的耳朵在动呢"，他才意识到自己的这项特殊能力。

最早确认外耳肌这一退化器官的存在的人，正是英国的进化论学者查尔斯·达尔文。

达尔文在1871年出版的《人类的由来》一书中提到，"虽然痕迹器官易于变化，但它们与人类的生活已经基本没有关系，因此反而不容易被淘汰。"

其中提到的一个例子就是外耳肌。他写道："有些人的耳朵是可以向着各个角度活动的，相反也有人的耳朵完全不能活动，因此人类的耳朵是多种多样的。"到了1908年，研究人员发现，当眼球向左或向右移动时，外耳或者外耳肌也会同时活动。这是由于眼球活动时，反射神经会促使肌肉带动耳朵也向着相同方向活动。

另外，研究人员监测到，当声音从耳朵旁边传来时，肌肉内会产生微弱的电流。这是由于控制眼球转动的外展神经与控制外耳肌的面神经之间还残留着神经网络。由此可知，眼睛与耳朵是通过共同协作来收集信息的两个器官。可以说，这一发现能够证明人类尚在"动物"时期时，耳朵是能够活动的。

2015年，密苏里大学的史蒂文·哈克里副教授在研究中发现，人类的外耳肌是从 3000 多万年前由猴子向人类进化的过程中开始退化的。在那一时期，人类的听觉器官出现了非常大的变化，耳朵逐渐变小，相关的肌肉组织也逐渐退化。

人类的近亲，比如灵长类中的黑猩猩及其他类人猿等，耳朵大多数也是不能活动的。

与外耳肌相比，控制表情的面肌的肌肉在进化中逐渐发达起来，原因在于人类产生了喜怒哀乐等情感的表达需求。人类与其他哺乳动物相比，能够更加清晰地表达出细微的感情，因此控制面肌的神经回路也逐渐发达起来。

在形成群体社会之后，对于人类来说，敏锐地感知生活环境中的声音变得不再那么重要，而基于各种表情分析对方的语言，或利用表情等向同伴传递信息逐渐成为一种重要的生存技能。

相反，灵长类以外的大多数哺乳动物并没有形成大规模的群体社会，因此单独活动时通过耳朵收集声音信息是非常重要的，即使在睡觉的时候，它们对声音也是非常敏感的。

猫的睡眠时间平均约有 16 小时，但其中 12 小时属于浅睡眠中的快速眼动睡眠。

在快速眼动睡眠状态中，猫的身体已经入睡，但大脑却非常活跃，耳郭不断地转向发出声音的方向以收集信息，一旦出现异常的声音，身体可以马上跳起来开始行动。

狗也是一样。由于猫和狗的外耳肌属于面肌的一部分，因此在发怒、警惕的情况下做出凶狠的表情时，耳朵受到面肌的带动向后耷拉，这种行为表达的是一种激烈的情绪。

此外，耷拉耳朵其实也是一种防御行为，在进入攻击状态时，可以避免耳朵被咬住或受伤。由此可见，哺乳动物耳朵的活动，与感情、表情等是有关联性的。

猫的耳朵能够分别向左、向右活动，就像雷达的抛物面天线一样。在黑暗的环境中潜伏、狩猎时，这一功能有利于最大限度地发挥听觉能力，更加高效地收集声音。

2016年，京都大学心理学系在一项研究中发现，猫能够仅凭声音预测眼睛尚未看到的物体，它们的这项能力比猴子更加出色。

研究还发现，狗与猫听取高频音的能力也是很强的。原因可能在于，狗与猫的猎物大多为小型动物，它们的鸣叫声属于高音域的高频音。

同样以小型动物为捕猎对象的猫头鹰，由于没有耳郭，所以通常通过转动头部来确认方向。猫头鹰的听力不强，耳朵听到微弱的声音后，通过变化耳朵的位置和角度，使传达至左耳与右耳的声音出现微小的时差，由此判断猎物声音来源的准确位置。有一些猫头鹰在出生时两只耳朵就是错位的。对野生动物来说，听取声音的确是一项非常重要的能力。

外耳肌对于人类来说是一个退化的器官，但作为研究对象而言，却是一个非常有意义的痕迹器官。外耳肌隶属于表情肌，而表情肌与人类想要表达的感情以及相关的大脑活动存在着很大的关联性，因此外耳肌在研究人类最具代表性的功能的进化方面，提供了一个非常好的研究资料。

此外，通过研究那些已经失去功能的运动器官，或许还能够探明神经的进化历程以及器官退化在基因方面的原因。未来，此类研究也许能为听觉障碍的治疗贡献力量。当这些研究成果公布时，相信人们一定会竖起耳朵仔细倾听的。

14

你不懂锁骨：锁骨下肌

人类的锁骨由中间向体侧方向延伸，一直到达肩头。锁骨连接胸骨与肩胛骨，同时，我们的手臂也是通过锁骨与躯干连接的。锁骨与头盖骨，都是真兽类[1]动物体内所有骨骼中仅有的、位于体表皮下的膜成骨。

　　锁骨下肌就是附着在锁骨下方的一小块肌肉。与其他的灵长类动物相比，人类的锁骨下肌体积很小，已经萎缩了。

　　这么不起眼的一小块肌肉，却拥有很多的功能。它能够使由锁骨与胸骨柄形成的关节，即胸锁关节稳定下来，并使锁骨向前、向下的运动以及肩胛骨的活动更为顺畅，还能在手臂向各个方向活动时起到辅助作用。当手臂从身体一侧伸展开来举起至耳朵附近时，除了肩关节在活动以外，肩胛骨也一并向上转动。肩胛骨转动角度中最开始的 30 度[2]，就是由锁骨带动完成的。

---

[1] 又称有胎盘类，属哺乳纲中高等的真兽亚纲，种类繁多，分布广泛。——编者注
[2] 只有在肩关节外展大于 30 度时，肩胛骨才会参与运动。当肩关节外展 60 度时，肩胛骨转动 30 度。——编者注

锁骨较为发达的，是生活在树上或使用手臂（前肢）较多的动物，包括以人类为主的灵前类动物以及老鼠、松鼠等小型啮齿动物。正是由于锁骨的存在，这类动物的前肢可以向各个方向转动，活动范围较大，能够完成爬树和抱东西的行为。

锁骨下肌的功能并不仅仅局限在动作方面。控制锁骨下肌的神经名为锁骨下肌神经，它与膈[1]神经相连，因此，锁骨下肌也是人体呼吸时的辅助肌肉。受到呼吸器官疾病的影响时，锁骨下肌会出现异常的肌肉收缩，引起肌肉痉挛。锁骨下肌与肩膀周围的韧带也是相连的，因此锁骨下肌痉挛也会对韧带造成负面影响。虽然处在一个肉眼看不到的位置，但锁骨下肌的地位仍然十分重要。

人体中的这块小小的肌肉在运动中尤其活跃，只不过，带动它活动的锁骨本身却非常容易在运动中发生骨折。很多人都曾在橄榄球等球类运动，以及柔道、摔跤、相扑等格斗类运动中经历过锁骨骨折的情况，或者看到过别人在这些运动中锁骨受伤。锁骨骨折，是在对抗性运动或交通事故中，由于肩膀或手臂受到冲击而导致的一种常见外伤。据调查，锁骨骨折在成人所有骨折情况中所占的比例为 2%~4%，在肩关节周边骨折的

---

[1] 哺乳动物将胸腔和腹腔分隔开的膜状肌肉，收缩时胸腔扩大，松弛时胸腔缩小。——编者注

情况中所占的比例高达 35%。

锁骨骨折的比例如此之高，其原因在于，在相关部位受到冲击时，锁骨可以吸收冲击力，从而保护胸廓内的内脏器官。有一部分汽车厂家在制造汽车时，为了保护司机，特意将车体设计成容易溃缩的形态，以便在发生撞击时吸收冲击力。这与锁骨骨折是同样的道理。并且，汽车上的三点式、四点式安全带，都会绑在锁骨位置，这样的设计也是考虑到了锁骨能够吸收冲击力的因素。

四足动物前肢基部的骨骼——皮骨性肩带已经全面退化，因此，可以说，拥有发达的锁骨是灵长类独有的特征。

有些女性爱穿无袖装或低领装，锁骨显露在外，使她们看上去更瘦，因此经常会被别人夸赞是"锁骨美人"。锁骨美人的体型展示了人类独有的特征，另一方面，将易于骨折的锁骨毫无防备地展示出来，或许还能使看到的人产生一种出于本能的保护欲望。

早期陆生动物的肢体是长在身体侧面的，就像爬虫类的身体结构一样。进化至哺乳动物后，由于重心更靠近双脚的触地点，下肢变得更加发达，肘关节只能向身体后方转动，而膝关节只能向身体前方转动。

之后，哺乳动物中出现了四足动物，其前肢的肩胛骨能够自由活动，导致锁骨加速退化。四足动物在地面上奔跑时，是后肢蹬地、前脚着地的。这时，如果躯体与前脚之间通过锁骨连接并形成关节的话，着地时会对脊椎及头部形成冲击。为了避免这种情况，四足动物的前肢可以在胸廓的表面上下滑动，以便吸收冲击力。不过，前肢的活动范围依然是非常有限的，无法向外侧伸展，也不能抱起东西。

大象、狗、猪等动物的前肢不需要复杂的活动功能，因此它们的锁骨已经退化。既然如此，它们的锁骨下肌是否也一并退化了呢？

信州大学农学系的研究者在研究中发现，山羊的锁骨下肌是十分发达的。的确，山羊是一种非常擅长在高处攀爬的动物。不过，与灵长类动物的锁骨下肌不同，山羊的锁骨下肌是附着在胸骨及前肢肌肉上的，因此对于山羊来说，"锁骨下肌"这一名称中的"锁骨下"，代表的仅仅是一个解剖学意义上的位置罢了。

猫是擅长爬树的。X光片显示，猫的脖根位置是有锁骨的，不过，这根锁骨只是遗留在肌肉间的一个痕迹器官，不发挥具体的功能。猫在向高处攀爬或捕捉食物时都要用到前肢，因此，由脖根部位延伸至前肢的锁骨上臂肌十分发达。有一种理论认为，猫的锁骨退化的原因之一，是猫在生活中常常需要通过一些狭窄的通道，需要缩小肩膀的宽度。

相反，有些动物的锁骨进化得非常发达，例如鸟类。鸟类的锁骨是左右分叉的，间锁骨在正中位置弥合，形成了一个V字形结构，因此鸟类的锁骨也被称为"叉骨"。在欧美国家有一个传说，在吃了鸟类的肉之后，两个人分别捏住叉骨的一端，同时向两边扯动，抽到较大的那一半的人，他的愿望就能够实现，因此叉骨也被称为许愿骨。V字形的叉骨，在鸟类扇动翅膀时，能够起到类似于弹簧一样的作用，仿佛就是为了飞行而进化出来的。不过，有些恐龙不会飞行，但也有叉骨。只是恐龙的叉骨功能尚不明确，有人认为，恐龙的叉骨是在向鸟类进化的过程中发生了突变而产生的。

另一方面，栖息在树上的哺乳动物的前肢变得能够自由活动，进化出了新的功能，锁骨也逐渐发达起来。坚固的锁骨成了灵长类动物的一个特征。锁骨与肩关节联动，使前肢能够完成复杂且自由度较高的动作。可以说，锁骨越长，前肢的活动范围越大。除了人类的锁骨较为发达以外，生活在树上，属于类人猿的长臂猿和猩猩也拥有长长的锁骨。

当人类来到地面直立行走以后，锁骨与背部最表层的斜方肌的功能，都转变成了为手臂提供支持。

人类在直立行走时需要摆动手臂。手臂像钟摆一样前后摆动，可以减少步行时身体重心向左右偏移，保证躯体的稳定性，此时，手臂的长度与重量之间的平衡就变得尤为重要。因此，有学者认为，人类锁骨的大小以及手臂肌肉的重量与人类直立行走的特性息息相关。或许，在人类进化的过程中，锁骨与锁骨周围的肌肉发挥了极为重要的作用。

正是由于直立行走，人类的双手才可以完成更加精细的动作，大脑也逐渐发达起来。人类发明了种种工具，使狩猎、农业耕作取得了更高的效率。然而，随着时代的发展，人类的生活又出现了新的变化，身体器官的使用方式也在慢慢改变。

现代人类在儿童时期活动量较大，手臂可以向各个方向转动。在游戏或运动中用手臂吊挂在某些物体上，或将某些物品高高举过头顶时，锁骨周围的肌肉自然而然地得到了锻炼，保持了很好的柔韧性。

但是在成年后，大幅度活动手臂的机会逐渐减少，手臂转动的方向也十分有限，锁骨周围的肌肉便逐渐衰退、变得僵硬了。当然，从树上下到陆地并转变为直立行走，对于人类来说是一个巨大的进化现象。可以想象，在未来人类也并不再需要锁骨下肌重新发达起来。不过，锁骨下肌的柔韧性对于人体来说依然是非常重要的。猛然间搬起重物，或久不运动的情况下，由于负担过重及疲劳，锁骨周围会出现疼痛感。并且，由于颈部侧前方至锁骨周围布满血管及淋巴管、神经等，锁骨周围的疼痛还有可能引发其他的疾病。

有人认为，就现代人类的生活方式来说，锁骨下肌的存在是无足轻重的，然而实际上，锁骨下肌在人体中发挥的作用是十分重要的。

15

移植专用：掌长肌

请你将手掌向手臂内侧弯曲，将拇指靠近小指，看看你的手腕正中有没有一条细细的肌肉突起。如果有，那么它就是"掌长肌"。

　　掌长肌，与控制手掌第二至第五指关节屈曲以及手掌关节屈曲的指深屈肌是一对小伙伴。用手指握住一个球，这个动作就是由掌长肌与指深屈肌共同完成的。掌长肌主要负责为手腕的活动提供支撑。

　　然而，掌长肌并不是人人都有。

　　那么那些没有掌长肌的人，是不是就握不住球了呢？当然不是。实际上，掌长肌是一块退化了的肌肉，到现在已经几乎没有用处，原先由它负责的动作，已经由同样位于手臂内侧、延伸至手肘部位的桡侧腕屈肌等肌肉代替了。

　　不过，虽然掌长肌已经不发挥具体作用了，但由于它通过掌腱膜与手指相连，如果食指、中指等过度地上下运动，可能会引起掌长肌疼痛，因此可以说，它还是一块比较脆弱的肌肉。

　　1953年，研究人员进行了"日本人掌长肌研究"。研究报告中提到，双手或左右手中有一只手掌没有掌长肌的男性的比例为 5.5%，女性的比例为 9.5%。

据推测，女性中掌长肌缺失的比例较高，是由于女性本身肌肉的发达程度就不及男性。此外，如果父母存在掌长肌缺失的情况，那么大多数情况下孩子也是没有掌长肌的。

该项研究还针对世界范围内的不同人种进行了调查，结果显示，掌长肌缺失者的比例，由低到高依次排序分别是：美国黑人为 2.5%，中国人为 2.8%，日本人为 5.5%，而欧美人[1]则高达 19%。在遗传学中有一个现象，如果父母之中有一方是卷发，那么孩子也会是卷发，这就是显性遗传。该项研究得出了一个推论——或许，掌长肌的退化也属于显性遗传。

掌长肌一直被视为一块无关紧要的肌肉。不过近年来在体育界，它却吸引了众多的目光。原因在于，它在一种棒球选手手肘韧带损伤后的重建手术，即"汤米·约翰手术"中发挥了极大的作用。该手术的名称来源于 1974 年首次接受这一手术的棒球投手汤米·约翰。

手术中，医生将棒球投手因常年过度使用而受到损伤，已经断裂的韧带切除，再将掌长肌腱等正常肌腱的一部分切下后进行移植。

---

[1] 此处应该是泛指白色人种。——译者注

121

此前已有多位著名选手接受了这一手术，只是手术后的复健需要持续很长一段时间。不过，近几年来手术的成功率得到大幅提升，很多选手已经重新出现在赛场上。

因"二刀流"驰名世界的棒球选手大谷翔平，现在正处于手术后的复健期。同为日本专业棒球选手、以"钺式投法"[1]著称的村田兆治，在复出后已经取得3次两位数得分的胜利，职业生涯获胜已达200次之多。

掌长肌腱在医疗领域的应用范围十分广泛，可用于鼻尖部位的塑形以及上颌肿瘤摘除后缺损部位的整形。原本已变得可有可无的器官，现在却成了能够发挥极大作用的移植专用器官。

当然，除了人类以外，很多灵长类动物也拥有掌长肌。掌长肌原本的作用，是在手掌攀缘树枝时为手腕提供支撑，因此狐猴、长臂猿、猩猩都有一条长长的、十分发达的掌长肌。

而已经不在树上生活的大猩猩中有85%是没有掌长肌的。几乎已不再爬树的黑猩猩中，也有5%已经失去了掌长肌。

2014年，发表在科学杂志上的一份研究报告称，掌长肌腱的平均长度，狐猴为5厘米，新世界猴为3厘米，旧世界猴为2.2厘米，黑猩猩等类人猿为1.9厘米，人类为2.8厘米。

---

[1] 钺，一种类似斧子的古代兵器。钺式投法是村田兆治独有的投球法，因姿势与举钺劈下的姿势相似而得名。——译者注

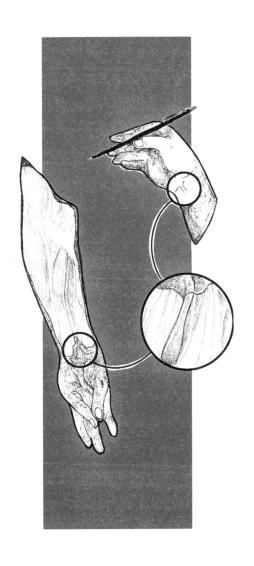

人类虽然已经远离了树上的生活，但抓握物体的本能依然很强烈。把一样东西放在出生 6 个月左右的婴儿的手心里，他会本能地将这样东西握住，这就是著名的抓握反射行为。当婴儿身上出现抓握反射后，他甚至能够在无意识之中两只手抓住一条固定的木棒，把自己的身体吊在半空中（这一行为是有危险的，请不要尝试！）。

不过，握力的大小与掌长肌之间是没有关联性的。成年男性惯用手的握力平均约为 490 牛顿（相当于提起质量为 50 千克物体所用的力），猩猩是人类的 10 倍，黑猩猩是人类的 6 倍。大猩猩手掌握力的吉尼斯世界纪录高达 5880 牛顿（相当于提起质量为 600 千克物体所用的力）。实际上，手掌的握力是由指深屈肌的整体作用产生的。

掌长肌是控制手指与手腕的肌肉，前肢不需要完成复杂动作的动物，一般而言是没有掌长肌的，例如牛、马、猪等。

不过，有趣的是，海洋哺乳动物中的斑海豹却是拥有掌长肌的。在带广畜产大学针对鳍脚类动物骨骼的可活动范围进行的一项研究中发现，除了掌长肌之外，斑海豹的小趾外展肌与踇外展肌也十分发达，而这两个肌肉是用来控制脚趾的活动的。研究人员推测，斑海豹肢体上的肌肉如此发达，正是因为它们需要适应水里及陆地上的多种环境，因此需要具备更加多样化的运动功能。

的确，海豹在水里游泳时，身体可以向各个方向滴溜溜地旋转，看上去就像在耍杂技一样。鲨鱼作为海豹的天敌，在水里游动的速度比海豹快得多，然而它们却很难捕捉到海豹，原因就在于海豹的机动性太强。在追击的过程中，海豹能够突然调转方向，而鲨鱼只能直线游动，因此很难追上海豹。

海豹在水里的高度机动性令人惊叹，这正是由于掌长肌等肌肉能够使海豹的鳍产生细微的角度变化。因此，鲨鱼在攻击海豹时只能采取从海洋深处突袭海豹的死角这一种策略，才有些胜算。

猫的爪子也拥有非常多的功能，那么，猫有掌长肌吗？

猫用前爪捕捉老鼠或者昆虫，爬树也是猫很擅长的一项本领，但其实猫没有掌长肌。猫与人类一样，掌长肌的作用已经被其他的肌肉所取代，指深屈肌可以控制猫爪的伸缩，用来抓取物体或捕捉猎物。

不过，与其他哺乳动物相比，猫的前脚掌十分柔软，猫使用前脚掌的样子，看起来就像人类使用手掌一样。为了适应生活环境，猫需要一对动作灵活的前脚掌，因此逐渐进化出了柔软的肌肉与关节。

猫在放松时，常常将前脚掌弯曲缩回，压在身体下面，这种坐姿被称为香箱坐[1]。其实这是一个很复杂的动作,需要动用控制前脚掌活动的很多肌肉和关节。

对于大多数人来说,掌长肌的存在已经变得无足轻重。然而在即将举办的东京奥运会上,一个全新的竞技项目将掌长肌的作用发挥到了极限。

这个项目就是竞技攀岩。

竞技攀岩包括三个比赛项目,分别是攀石赛、难度赛、速度赛。在每个项目中,运动员都需要用手抓住名为岩点的凸起物,在人工制造的岩壁上向上攀登,各个项目分别比拼的是利用了多少个凸起物、攀登到了什么位置、攀登的速度有多快。

在这个项目中,运动员利用的是前臂屈肌群的力量,不过,在用手指抓住为数不多的凸起物,再灵活旋转手腕以使身体向上攀登时,掌长肌发挥了重要的作用。

实际上,在运动员的日常训练中,前臂屈肌群的锻炼是不可或缺的。近年来,竞技攀岩运动员的人数正在逐步增加,或许,在这些运动员之中,未来会出现一些掌长肌十分发达的人。

---

[1] 猫在休息时将四肢收到身体下面,看上去像日本的一种名为“香箱”的传统方形盒子,因此而得名。——译者注

16

鸡皮疙瘩的秘密：立毛肌

当人体感受到寒冷时，皮肤上的毛孔强力收缩，皮肤表面出现一个一个细小的隆起，看上去像拔了毛以后的鸡皮一样，这一现象就是我们常说的起鸡皮疙瘩。

立毛肌是控制内脏与血管运动的平滑肌中的一种。立毛肌可以控制毛孔的收缩，使体毛垂直竖立起来，皮肤表面就会出现起鸡皮疙瘩的现象。

立毛肌位于体毛根部的外毛根鞘与皮肤结构的第二层真皮层之间，以倾斜的角度与毛囊连接，因此在收缩时能够带动前端的体毛，使体毛向垂直方向竖起。

此外，在立毛肌与毛囊之间，还存在一个能够分泌油脂的皮脂腺，当肌肉收缩时，皮脂腺受到挤压，会向毛孔释放油脂。因此，在毛孔隆起的同时，油脂将毛孔封闭起来，可以缓和寒冷给身体带来的刺激。

这种不伴有水分蒸发的体温调节反应，称为非蒸发性热交换。

但是人体真的能够通过起鸡皮疙瘩的方式来抵御寒冷吗？

答案是否定的。

立毛肌是人类祖先浑身长满体毛的"动物"时代的遗留产物。体毛浓密的哺乳动物或鸟类，可以通过竖起体毛的方式，使体毛之间充满空气，从而达到保温的效果。而人类的体毛已经退化，因此对于人类来说，立毛肌只是一个无关紧要的痕迹器官。

或许，立毛肌仅剩的功能，就是在皮肤起鸡皮疙瘩时提示人们增添衣物，或者被用作一种语言表达方式，例如"冷得起了一身鸡皮疙瘩""吓得汗毛都竖起来了"，等等。

立毛肌的长度为50~200微米，受到肾上腺素影响时会产生反应，但不受意志支配，属于不随意肌。

夏天听到鬼故事时也会起一身鸡皮疙瘩，或者忽然间听到令人感动的音乐时后背一阵发凉，这样的经历，想必大家都曾有过吧。这是由于兴奋或紧张带来的压力对交感神经形成了刺激，引起肾上腺素分泌，就出现了起鸡皮疙瘩的现象。情绪上的正向刺激，也会对交感神经产生作用。

肾上腺素也被称为"斗争或逃跑的激素"，在面对敌人时，为了示威或表达愤怒，皮肤上也会出现鸡皮疙瘩。

有个成语叫作怒发冲冠，意思是因为过度愤怒而导致头发都竖了起来，这恐怕也是立毛肌的作用。这个成语来源于中国古代的战国时期，弱国赵国的蔺相如被强国秦国的国君想要骗取和氏璧的行为激怒，致使头发竖起，将帽子顶了起来。

感冒发烧时，体温上升，却也可能会出现浑身发冷、起鸡皮疙瘩的情况。这也是由于交感神经受到了刺激，导致立毛肌出现了误操作。

立毛肌的作用在动物的身上表现得十分明显。例如，体毛浓密的动物在与敌人对峙时，浑身的体毛都会竖起来，这样能使自己的体型看上去比对方庞大，起到威吓作用。

大家应该看见过猫在遇到敌人入侵自己的地盘时，脚尖着地、背部拱起、身体拉长，并且全身的毛都竖了起来的场景。这种威慑力，有时甚至令人类也感到恐惧。

除了用来威吓对方外，猫身上的立毛肌还有别的用处。那就是，猫可以利用胡须通过触觉或空气的流动感知环境信息。

猫的胡须与普通的体毛不同，也被称为触毛、洞毛。胡须根部也有立毛肌，因此胡须是可以活动的。当然并不是由着自己的喜好随心所欲地活动，不过猫的胡须的确能够反映出它的情感状态，看看胡须的样子，就能知道它现在是什么心情。

猫的胡须能起到像天线一样的作用，行走时，为了感知到更广阔的范围，胡须通常向外侧伸展。休息时，胡须则向后收起。遇到认识的同类相互问候时，立毛肌松弛，胡须耷拉下来，和睡着时的样子相似。

其实猫的身上很多处都长有胡须。除了脸部鼻子两侧的胡须最为发达以外，眼睛上方、眼睛旁边的脸颊上、下颌上也长了胡须。顺便提一句，人类脸部的体毛中，鼻毛、眉毛、眼睫毛、一部分汗毛，是没有立毛肌的。

猫的前爪上也长了3~4根胡须，对于经常在狭窄通道中穿梭的猫来说，这几根胡须是非常敏锐的。用爪子捕猎，是肉食猫科动物的普遍特征，它们通常能够敏锐地感知猎物细微的活动，出其不意地给予猎物致命一击。那么，它们的胡须到底敏锐到什么程度呢？如果以重量和距离来衡量的话，它们能察觉到低至2毫克、5埃[1]程度的细微活动。眼睛可以夜视、嗅觉灵敏、全身分布着雷达般的胡须用来捕捉空气中的气流信息，猫科动物具备的这些能力是人类远远无法企及的，这使得它们能够在暗夜中捕猎。

狗同猫一样，也属于肉食动物，在需要威吓对方时，也会将全身的毛竖起来，只是并不像猫表现得那么明显。狗身上的皮脂腺会分泌皮脂，汗腺中的顶浆腺会分泌一种带有臭味的有机物。人们常说狗的身上有一种臭味，俗称狗味，就来源于顶

[1] 埃格斯特朗，简称埃，长度单位，5埃 =5×10⁻⁸厘米。——编者注

浆腺的分泌物。这种分泌物同时还发挥着类似于费洛蒙的功能，可以用于构建个体之间的社会性关系以及异性关系。顶浆腺的分泌与立毛肌的功能也存在着关联性。人类虽然也有顶浆腺，但它已经与体毛一同退化了，只在腋下等部位还有些残留。

灵长类动物中的日本猴不光能够利用立毛肌恐吓对手，由于它们生活在寒冷地带，冬天时还能将体毛竖起来，使体毛中充满空气，达到保温效果。

此外，日本猴的学习能力很强，它们会像人类一样，同伴之间依偎在一起取暖，还会泡露天温泉。在长野县地狱谷，冬天零下10摄氏度的天气里，人们看到日本猴泡在温泉里不出来，甚至会担心它们会不会出汗着凉。其实这种担心是多余的，它们的体毛上含有很多油脂，只要晃一晃身体，很快就能把身上的水分甩掉。这些油脂成分，也是与立毛肌相连的皮脂腺发挥作用的结果。

除了哺乳动物以外，鸟类也能像猴子一样利用立毛肌保持体温。与哺乳动物相同，鸟类的立毛肌、自主神经、感知冷热的感觉神经也十分发达。鸟类的羽毛除了可以用来保持体温以外，在进入繁殖期后，雄鸟还可以利用立毛肌使羽毛竖起，抖动羽毛进行表演，向雌鸟求欢。

对于人类而言，立毛肌原有的功能已经几乎不会再发挥作用了。然而在有些情况下，立毛肌的存在却有着非常重要的意义。

那就是——遇到令人烦恼的脱发问题时。

随着年龄的增加，人类的头发会逐渐脱落，立毛肌的功能也会减弱，毛囊就像是休眠了一样，发量自然而然地慢慢减少了。因此我们需要通过梳头或手指按摩头皮的方式激活肌肉以及头皮，或者用凉水洗头发，刺激立毛肌，使其重新发挥功能。

如果常常处在紧张状态下，累积的压力会导致皮脂过量分泌，毛孔被皮脂堵住，头皮环境将会逐渐恶化。增强头皮的柔韧性，不仅能够使立毛肌的功能更为活跃，还能促进毛细血管的扩张，将血液中的营养输送至发根。

尽管人类的立毛肌并不能帮助人体抵御寒冷，但考虑到保持健康以及年老时免受脱发困扰，还是应当好好保护的，尤其是头部的立毛肌。

17

小腿深处的声音：跖肌

长时间站立工作时，小腿肚周围会变得硬邦邦的。如果一直持续这种状态，那么小腿肚上的腓肠肌、比目鱼肌等肌肉会因为过度疲劳而产生疼痛感。

　　小腿三头肌位于膝关节下方的小腿肚，是由腓肠肌与比目鱼肌构成的。宇航员在宇宙空间站等失重空间里长时间生活，小腿三头肌的功能会逐渐退化。由此可见，小腿三头肌在支撑体重、辅助运动等方面发挥着重要的作用。

　　小腿肚上的肌肉负责踝关节的背屈、跖屈[1]以及膝关节屈曲，在踮脚站立时或跑步、跳跃等运动中发挥着重要的作用。

　　就在腓肠肌与比目鱼肌之间，有一条由结缔组织包裹着的细长肌肉，它就是跖肌，又名足底肌。光听名字，很多人会以为它的位置在足底，但其实不是。跖肌是位于小腿肚里侧的深层肌肉，始于膝关节外侧，延伸至跟腱内侧，呈细长状。

　　不过，并不是所有人都有跖肌。又或者，有些人的跖肌并

---

[1] 踝关节的中立位为 90 度（相对于小腿骨）。角度小于 90 度时所做的动作叫作背屈，也叫背伸；角度大于 90 度时所做的动作叫跖屈。——编者注

不会延伸到跟腱部位，而是与腓肠肌融合在一起。也就是说，跖肌是一个痕迹器官，即使出现缺失的情况，也不会对腿部功能造成任何影响。

在不同的人种和国别中，跖肌退化者所占的比例也不尽相同。发表于20世纪60年代的一项调查报告称，跖肌缺失者的比例，日本人为10%，黑人为5.3%，欧洲人为7.1%，中国人为9.8%。

跖肌对应的英文是"plantaris"，来源于拉丁文中的"plantaris（足底）"。跖肌并不在足底，却以足底命名，原因十分耐人寻味。灵长类的足底有足底筋膜，足底筋膜由脚后跟的突出部位即跟骨部位，延伸至脚趾下方的纤维膜组织，对足弓起支撑作用，在踮脚站立时，能够将跟腱部位的张力传递至足底。

过去，跖肌的肌腱是经由跟腱与足底筋膜相连接的，正是由于这个原因，跖肌也被称为足底肌。

只不过，就像前面提到的那样，尽管在十分少见的情况下，仍然会发现有的人的跖肌以及肌腱与足底筋膜是相接的，但大多数情况下，二者之间已经没有任何关联性了。

如果想要证明过去人类的跖肌肌腱是经由跟腱与足底筋膜相连接的，只要看看婴儿的脚就可以了。人类婴儿的跟腱一直延伸到前脚心，直到4岁以后，随着身体的发育，两者才逐渐在脚跟部位分离开来。

人类进入直立行走时代之后，由于脚踝的使用频率增高，跟骨就逐渐变得发达起来。跟骨的发达导致肌腱与骨头相连的部分出现了断裂，断裂的部分又逐渐被骨骼所吸收。

因此，足底筋膜与跟骨相接的部分变得十分脆弱，在长时间步行或剧烈运动后，足底筋膜容易疲劳，或者在遭受强烈冲击时，容易产生炎症。

非直立行走的原猴类与狒狒，它们的跖肌与跖肌肌腱，是越过跟腱与足底筋膜相连的。由此也可判断，跖肌的退化与直立行走存在着深刻的关联性。

近年来，研究人员针对人类脚掌的特点及其在进化史上的意义进行了研究，结果表明，与四足行走时相比，直立行走时人体的重心在脚趾的第二、第三趾上，因此拇指也需要与其他脚趾并排，以使身体的压力平均分布在脚趾上，加上拱形的足弓带来的弹力，前脚掌就能够完成向前迈步的动作。

人类的脚掌宽度比较窄，足底呈弓形，是为了能够在直立行走时更好地发挥运动功能。同时，也正是这项功能的进化，导致了人类的跖肌与足底筋膜断裂以及跖肌的退化。

大多数类人猿跖肌缺失，大猩猩、长臂猿是没有跖肌的。猩猩中有 96%、黑猩猩中有 96% 没有跖肌，即便是与人类亲缘关系更近的黑猩猩的亚种中也有 57% 是没有跖肌的。

四足行走的灵长类的小腿三头肌是细长形的。而人类为了使脚掌具有强大的向前迈进的能力，需要增强脚掌的弹性以及小腿肚肌肉的屈伸力量，因此，由腓肠肌及比目鱼肌构成的小腿三头肌的横向宽度和直径都增加了。

从肌肉重量来看，跖肌在小腿三头肌中所占的相对比例，人类为 1.6%，食蟹猕猴为 9.3%，狒狒为 9.5%。与其他灵长类身上遗留下来的跖肌的重量比例相比，人类的跖肌所占的比例是相当小的。

另一方面，人类的跖肌上生有高密度的肌梭。肌梭是一种能够感受肌肉在运动中发生的长度变化的神经受体。与其他灵长类的跖肌所具有的运动功能相比，人类跖肌的功能，是调节小腿三头肌的活动。

想要使机器人与人类一模一样地直立行走，是一件非常困难的事，需要在机器人的脚底安装一个精密的传感器，用来感知脚掌与地面接触的位置，以便保持身体的平衡。人类向直立行走的进化仿佛是一件理所当然的事情，但实际上，直立行走是建立在一种微妙的身体平衡状态之上的，因此可以说，这一进化现象绝不是偶然间出现的。

在直立行走时，身体的重心是按照脚跟外侧→脚掌小指一侧→拇指根部→拇指的顺序转移的，这种转移重心的功能，是树上习性的一种残留。

脚跟着地（heel strike）的步态，以及为保持平衡而逐渐增强的拇指功能，是直立行走的独有特征。某项研究发现，日本猴在接受步行训练后，也会出现同样的特征。

详细地分析一下步行时脚底的动作，我们就会发现，人类是在原有的树上习性之外，加上在地面行走的经验，逐渐摸索出了直立行走的技能。在这个过程中，跖肌发挥了极大的作用。

此外，跖肌位于比目鱼肌上方，靠近膝关节下侧，其筋膜与由大腿延伸至脚掌的动、静脉大血管相连，起到了保护这些血管的作用。膝关节屈曲时，跖肌将膝关节后侧的神经及血管向上牵引，形成平缓的弓状，避免血管折弯，导致血流停滞。

如果膝关节屈曲幅度过大，例如日本人屈膝端坐的姿势，将膝关节完全地折叠起来，跖肌失去了牵引功能，压迫将导致血液循环变差，感知疼痛的感觉神经及控制肌肉运动的运动神经变得迟钝，出现腿麻的情况。

不过，即便跖肌缺失，短时间内的膝关节屈曲也不会受到影响，与屈膝端坐带来的麻痹感之间也没有关联性。

当然，尽管跖肌的功能并不十分明显，但也并不是毫无用处。和在前文第 121 页"掌长肌"一章中提到的汤米·约翰手术中应用的掌长肌一样，作为肌肉移植的材料，跖肌在医学界拥有很高的知名度。在交通事故、恶性肿瘤切除术后进行手掌、脚掌重建时，跖肌以备用材料的身份发挥着重要的作用。

直立行走使人类的跖肌慢慢地失去了它原有的功能。然而随着移植医学的进步以及人类迈向太空的脚步加快，跖肌必将吸引更多人的目光。

18

黄金身材的象征：锥状肌

近年来，健康风潮席卷了日本的每一个角落，"穿衣显瘦、脱衣有肉"变成了一个大家耳熟能详的词。无论女明星还是封面模特，都更青睐既瘦又有肌肉的体型。

这种身材的一个重要标志，就是名为六块腹肌、位于腹部的六块肌肉隆起。

六块腹肌，其实就是位于腹部前侧，由腹直肌鞘包裹着的腹直肌。腹部正中央有一条沟状的白线名为腹白线，腹白线最下方连接着一条金字塔形状的肌肉，名为锥状肌。

男性锥状肌的位置，在阴茎上方至下腹部的白线之间。锥状肌的功能是协助腹直肌的活动，但即使没有锥状肌，腹直肌的功能也不会受到影响。

在 20 世纪三四十年代，日本的一项研究发现，锥状肌缺失者的比例为 2%~4%，而另外还有一部分人有两条锥状肌。锥状肌缺失的情况中女性比例较高，而多出一条锥状肌的情况中，多出的那条锥状肌通常位于右侧。然而另一项在国外进行的研究则发现，锥状肌缺失者所占的比例，男性为 13%，女性为

10%，整体缺失率约为25%，不同地区、不同人种之间的比例存在一定的差异。

在用力收缩腹肌、使腹部向里凹陷时，锥状肌也是可以用手触摸到的，就像六块腹肌能被摸到一样。不过，要摸到锥状肌，必须先练出六块腹肌，变成瘦而健壮的体型，这恐怕是一个极大的难关。

要练就六块腹肌，最为重要的就是锻炼腹白线。腹白线的锻炼在现在流行的人体肌肉锻炼中受到了极大的重视。体干锻炼能够锻炼到体内的深层肌肉，在保护内脏、维持体态、增强平衡感等方面，能够产生非常好的效果。

其理论依据，是在锻炼身体前侧肌肉时，通过有意识地锻炼腹白线，使其他的肌肉保持平衡并得到放松（锻炼背部肌肉时，主要锻炼与椎骨相连的回旋肌与多裂肌）。

此外，腹直肌的锻炼，在体干锻炼中也占有重要地位。腹直肌负责保护腹腔器官、维持腹压、固定器官的位置，在体干屈曲或扭动、侧屈时，以及在呼吸运动中，都发挥着重要的作用。在腹直肌的作用下，腹压的增加会导致呕吐、咳嗽、排便等，此外在分娩时腹直肌的作用也不可小觑。

适度发达的腹直肌还能够保证骨盆的正常前倾。如果腹直肌功能太弱，会导致骨盆过度前倾，腰部过度后仰。反之，腹直肌功能过强，则会导致骨盆后倾，腰部僵直。脊椎本身有一个S形弧度，可以像弹簧一样，适度缓解垂直方向受到的压力。无论腹直肌功能过强还是过弱，都会增加脊椎的负担，成为腰痛的一个诱因。

大部分现代人的锥状肌已经退化，不再发挥具体的作用。不过，就像上面提到的，从腹部肌肉与腰椎的关系出发，锥状肌对于腹白线及腹直肌的辅助作用，仍旧是不能完全无视的。人们通过体干锻炼来刺激锥状肌，恐怕也是出于不想让这块小小的肌肉蕴含的能量白白浪费掉，多少让它发挥一些作用的想法吧。

人类的锥状肌在不断退化，而有些动物的锥状肌则十分发达，例如袋鼠等腹部长有育儿袋的有袋类。

将生物进化的历史向前追溯1亿2500万年，那时正是包含人类在内的真兽类与后兽类出现分化的一个时间节点。后兽类在那之后逐渐进化出了有袋类。

有袋类，是雌性在腹部长有能供幼体成长的育儿袋的哺乳动物。而人类、猫、狗等大多数哺乳动物则属于有胎盘类，胎儿在母亲的腹中发育长大直至出生。

有袋类卵黄囊胎盘的功能较弱，胎儿无法在子宫内发育成熟，因此有袋类的妊娠期十分短暂，胎儿出生时往往还处于发育的初期。

尽管袋鼠的体型比较庞大，但其新生幼崽的体长却只有约2厘米，远远没有达到成熟状态，外观上就像一根粉色的香肠一样。新生幼崽出生后会马上凭借自身的力量向上移动，进入母亲的乳房所在的育儿袋里，在育儿袋中成长、发育。

由于锥状肌连接着骨盆与腹白线、腹直肌，育儿袋又必须承担起新生幼崽的重量，所以有袋类的锥状肌是十分发达的。

这些有袋类如今分布在南美洲、澳大利亚、新几内亚地区。也有一部分分布在北美地区，例如北美负鼠，但实际上它们原本是在南美洲繁衍生息的，300万年前"大陆桥"形成期间，才由南美洲迁徙到了北美大陆。

澳大利亚大陆上的真兽类在人类到来之前并不繁荣。隶属于后兽类的有袋类种类繁多，真兽类无法取代后兽类在生态学上的统治地位。

另外，分布在南美洲的蹼足负鼠，是唯一一种能够在水里生活的有袋类。它们的育儿袋具有防水性，新生幼崽在育儿袋内不会受到水的影响。但它们收紧育儿袋依靠的并不是锥状肌，而是和人类用来控制肛门活动所使用的属于同一类肌肉的括约肌。

每一种动物的下半身都分布着各种各样的肌肉，这些肌肉有时各自行是，有时协同运动。

腹部没有骨骼，腹腔内的器官是由肌肉、皮下脂肪、内脏脂肪保护的。因此，腹部肌肉的力量下降后就很容易蓄积脂肪。当人类的腹部蓄积过多的脂肪时，患上生活习惯病的风险就会提高。人们在健身时通常很重视腹部肌肉的锻炼，正是这个原因。

在日本，孕妇普遍从妊娠期的第五个月开始使用托腹带。近几年来，骨盆带以及与孕妇内裤一体化的托腹带也越来越受欢迎。妊娠期内腹肌松弛会引起腰痛或股关节疼痛，利用这些工具对腹肌可以起到辅助作用，能够减弱腹肌松弛的程度。

不过，也有一些妇产科医生不推荐使用托腹带，原因是使用托腹带会妨碍下肢的血液回流。另外有一部分孕妇也不会使用托腹带，而是选择提前开始体干锻炼，有意识地锻炼腹肌，以此减轻妊娠期内胎儿给母体的腹肌带来的负担。

对于孕妇来说，有一些具体的锻炼方法是很有益处的。例如，采取体育坐[1]的坐姿，转动身体，用右手肘碰左膝盖，再用左手肘碰右膝盖。或者采取站立姿势，两脚分开与肩同宽，

---

[1] 日本中小学生在参与体育活动时的一种规范坐姿，在非体育活动如露天集会中常用到，其标准坐姿是臀部着地，双腿并拢屈膝，并弓起向上呈三角形，两手抱膝。体育坐的坐姿比较稳定，不易倒地。——译者注

缓慢地做蹲起等动作。通过这些强度较低的运动，也能够充分地锻炼腹肌。

当然，如果感到腹痛或腹部有坠胀感，需要马上停止运动。

有一部分孕妇会出现腹直肌分离的情况。这种情况的出现与孕妇是否进行了锻炼没有因果关系，是以一定比例出现的偶然现象，所以不必因为担忧腹直肌分离而停止锻炼。

人类如果能够像袋鼠一样拥有发达的腹白线与锥状肌，那么除了有益于分娩之外，对于产后松弛的下腹部，也能够起到提拉肌肉、协助恢复的作用。

尽管锥状肌属于已经退化了的器官，但只要掌握了正确的使用及锻炼方法，不仅能够帮助人类拥有健美的体型，更能在多个方面发挥它独有的作用。

与环境匹配的身体

在生活环境的影响之下，动物们的身体会向着与环境最为匹配的形态进化。最早提出这一观点并加以佐证的，正是英国的进化论学者查尔斯·达尔文。达尔文在乘坐"小猎犬"号考察船环游世界的旅途中，考察了分布于加拉帕戈斯群岛以及科科斯群岛上，与三道眉草鹀同属一类的一种雀鸟。他发现，生活在不同区域的14种雀鸟由于食物的差异，喙的大小及形状也有所不同。这些发现与象龟的相关数据共同为进化论的诞生提供了重要的材料。

即便属于相同的种群，生活习惯的不同也会导致动物的形态发生变化。那么，肉眼看不到的内脏又是如何呢？下面我们以肠道为例，看看它在漫长的进化史中发生了什么样的变化。

肠道的进化，是生物由海洋来到陆地后，生活环境及食物种类发生变化时开始的。大肠，正是为了最大限度地为身体吸取水分，以应对陆地环境中水分不足的情况而诞生的。

在爬虫类进化至哺乳类之后，消化道的长度增加，结构也更为复杂。由于人类属于杂食动物，肠道为了抵抗细菌及病毒，进化出了强大的免疫功能。生活环境的变化，使得以肠道为首的内脏器官也发生了极大的变化。

以色列特拉维夫大学的调查研究发现，由于尼安德特人比智人更早地向寒冷地带迁移，为了获取足够的热量，他们以肉类及脂肪为食，消化功能发生了变化，肝脏、肾脏变得更大，因此尼安德特人的体型也变得矮胖、笨重。相反，智人主要以植物或小型动物为食，因此相对而言体型更为灵巧、匀称。

至于身高，相比战前，战后日本人的身高增高，就是一个很好的例子。增高的原因是蛋白质的摄入增多。考古研究发现，古坟时代日本人的平均身高为 165 厘米，然而由于稻作技术的普及，到了镰仓时代、室町时代，平均身高反而降低，到了江户末期时只有 157 厘米。其中的原因，是江户时代人们对谷物的依赖性高于蛋白质。

最近，法国国家科学研究中心开展了一项有趣的研究。他们针对生活在非洲热带雨林中、身高不满 150 厘米、以狩猎采集为生的俾格米人进行了调查。西非地区的俾格米人在出生时，身长与亚洲人或欧洲人的婴儿相近，但在后续的成长过程中，年龄不大时便会停止发育，因此身材矮小。而东非地区的俾格米人在出生时体型就偏小，之后发育也比较缓慢，身材也是一样矮小。也就是说，不同地区的俾格米人的身高都很矮，并不是由于他们的祖先共同拥有矮小的特征，而是为了适应各自所在的生活环境而分别进化出了这一结果。矮小的身材使他们更加适应热带雨林的环境，便于调节体温，在森林中活动时身体更为灵活，同时还能够节省食物。

近年来，精细化食物以及营养含量极低的垃圾食品的消费量快速增加，这种情况正在使人类的下颌不断缩小，患上大肠癌的人逐渐增多。不同的生活方式以及不同的食物，会导致生物的内脏及体型发生巨大的变化。在人类身上，这种变化已经出现了端倪。

第四章

男和女，真的泾渭分明吗？

19

退化还是进化：男性的乳头

最近，除了男性专用化妆品之外，面向男性的美容院也开始流行起来……随着男性对女性化审美倾向的追求日益兴盛，未来，要分辨一个人是男是女，或许会变得越来越困难。的确，那些高高瘦瘦、性格温和、被称为"草食系男子"的男性，正越来越受到女性的欢迎。

在这一时代潮流中，男性与女性身上保留着的最为显著的区别，首先在于有没有阴茎，其次则体现在乳房上。可以说，这两种器官正是男性与女性的性别象征。

阴茎与生殖行为有关，因此在男性与女性之间存在明显的差异。然而乳头呢？男性并不需要哺乳，身上却长着乳头，原因是什么呢？男性是无法妊娠的，在成为父亲之后乳头也并不会分泌出母乳。那么，男性的乳头还有存在的必要吗？

在本书第 159 页"男性的子宫痕迹"以及第 167 页"女性的输精管痕迹"中，我对生殖器官的形成过程进行了详细的说明，孕育在母亲腹中的胎儿在早期时，体内同时具备男性生殖器官的原基与女性生殖器官的原基。

人体细胞的细胞核内携带着遗传基因，细胞分裂时，遗传基因体现在 46 条染色体中，其中包括两条性染色体，男性为 X 与 Y，女性为 X 与 X。男性 Y 染色体上的 SRY 基因促使胎儿体内生成雄性激素，从而形成精巢。

如果缺少 SRY 基因，则胎儿会在母体的雌性激素的影响下发育为女性。男性身体上之所以有乳头，是因为乳头是在胎儿的性别分化开始之前形成的。

乳房的发育来源于雌性激素的作用，在青春期到来之前，雌性激素是不分泌的，因此女性和男性一样，乳头较小，不会表现出性别差异。

进入青春期后，女性的乳房开始发育，男性的精巢也开始分泌出大量的雄性激素，体格逐渐变得更加健壮，在中枢神经的神经元的作用下男性化的性格也更加明显起来。

而乳头的发育是受雌性激素支配的，因此男性的乳头并不发育，也不具备生产和分泌母乳的功能，内部的乳腺也仅仅是痕迹器官。也就是说，对于不需为婴儿哺乳的男性来说，乳头已经失去了其存在的必要性。

不过，男性在青春期或更年期，如果激素分泌紊乱，胸部可能会像女性的乳房一样隆起，出现男性乳房女性化的症状，乳头也出现女性化的倾向，产生与母乳类似的分泌物。

当然，这些症状本身并不会危及生命，不过，由于这些症状还有可能与乳腺癌以及睾丸肿瘤、肝功能低下导致的激素分泌失调有关，因此出现此类症状时需要引起注意。

由此看来，胎儿在早期原本是向着女性的方向发育的，只是在发育的过程中有一部分胎儿发育成了男性。如果决定性别差异的 SRY 基因不存在的话，那么人类胎儿将全部发育成女性。

近年来，"环境激素"的出现引起了人们的广泛关注。这是一种化学污染现象，分散在自然界的塑料添加剂等化学物质，即内分泌扰乱物质在进入人体后，可能引发或阻碍体内的激素作用，使性别差异的决定性因素无法正常地发挥其功能。

从根本上说，乳头是哺乳动物的一个特征。哺乳动物属于有性生殖，通过母乳哺育幼崽。大部分野生动物在哺乳期乳房会比平时膨胀得更大，以便使乳头更加突出。

有一种理论认为，过去，灵长类中的雌性的臀部十分醒目，是为了向异性发出求偶信息，但在进化至直立行走之后，臀部不再像以前那样容易吸引对方的目光，因此乳房取而代之逐渐发达起来。而除了人类以外，其他哺乳动物的乳房并不十分醒目。

有人认为哺乳动物的乳头数量是与产下幼崽的数量相匹配的。但是马、牛等大型家畜虽然拥有多个乳头，大多数情况下一次却只产下一头幼崽。因此，乳头的数量与幼崽的数量之间应该是不存在关联性的。

灵长类中的领狐猴与鼠狐猴有 6 个乳头。而新世界猴，旧世界猴中的真猿类，大猩猩及黑猩猩等类人猿，为了适应怀抱幼崽哺乳的需要，大多数在胸部有一对也就是 2 个乳房，乳头也位于上半身。

另外，躺着哺乳的四足动物中，狗有 8~10 个乳头，猫有 8 个乳头。它们的乳腺出前肢腋下延伸至后肢根部，呈纵长形结构，因此乳头也随之整齐地排成了两列。

当然，上面提到的这些动物中的雄性，也大多拥有相同数量的乳头。不过，在种类繁多的动物之中，的确有些动物的雄性身上是没有乳头的。

例如老鼠。老鼠的胎儿在刚刚成形时，体内是存在乳头细胞的。当雄性发育基因开始发挥作用后，乳头转变为雄性激素的受容体，停止发育并逐渐退化，最终一点痕迹都不会留下。

还有兔子，雌兔有 8~10 个乳头，而雄兔没有。在极少数情况下出现雄兔也有乳头的情况，可能只是缘于个体差异。

此外，猫和狗的乳头数量也并不是一成不变的。

乍一听到"乳头数量的个体差异"时，人们可能会感到诧异。但实际上，这一现象在人类之中也并不少见，有 5% 的女性以及2%的男性身上长有3个或3个以上的乳房,称为"副乳",通常出现在腋下、胸部或大腿根部。当然,副乳的体积通常并不大,乳头也很小,可能仅有一颗痣一般大小。

有人认为古希腊著名雕像"米洛斯的维纳斯"右侧腋下的隆起是一个副乳。或许在古代时,人类对副乳就已经形成了一定的认知。

另外,鸭嘴兽等单孔目动物(隶属于哺乳动物,但又是卵生动物)的乳房与乳头并不发达,母乳是由育儿囊中的一个凸起状的结构体分泌出来的,因此,鸭嘴兽虽然通过母乳哺育幼崽,但无论雄性还是雌性,都没有乳头。

主流理论认为,今后,人类男性的乳头将逐渐退化,直至消失。看来,不具备哺乳功能的乳头是没有什么用武之地的。

但是,加拿大生物学家、合成生物学领域的专家博古思沃夫·科沃斯基的看法却与主流意见背道而驰。科沃斯基认为人类男性的乳房并不会退化,相反,正在进化。并且他预测道,未来男性的乳房会逐渐隆起,并具备哺乳功能。

男性体内是有乳腺的。随着现代社会生活环境的变化,女性参与社会活动的范围越来越广泛,因此从生物学的角度而言,男性在适应这一环境变化的过程中逐渐产生一些女性化的倾向,对于物种的生存与繁荣而言是有益处的。据悉,科沃斯基已经成功地在小鼠实验中，通过基因编辑的方式使雄性小鼠的乳房在不依赖雌性激素、仅凭雄性激素的作用之下发育起来，并且具备了哺乳的功能。

也就是说，基因的一点点变化，就能使男性具备哺乳的可能性。

如果男性的乳房与乳头重新得到启用，具备了哺乳的功能，当今社会的社会结构可能也会随之改变。环境激素等社会问题的出现，以及草食系男子的流行，或许正是发生在生物学领域的一些变化的预兆，这一点没有人能够否定。

20 并非女性的专利：男性的子宫痕迹

从生物学的角度而言，男性与女性的性别差异，仅仅来源于遗传基因上的些许不同。而男性与女性之间最大的差异，在于能否怀孕生子。

女性能够妊娠，是由于女性骨盆内存在着子宫这一器官，可以作为胎儿的容身之处。然而实际上，男性身上也保留了类似子宫及阴道的痕迹，即"前列腺小囊"。

妊娠的过程，是从卵子由卵巢排出后与男性的精子相遇受精，受精卵在输卵管内移动，在子宫内膜上着床开始的。

受精卵经由母亲的胎盘获取氧气和营养物质，在子宫内反复进行细胞分裂从而完成发育的过程。

而男性的精子，则是在精巢内形成的。精巢，是位于阴囊，也就是阴茎下连接着的袋状器官里的球状物，也称睾丸。精子经由输精管从膀胱后侧向下游器官输送。位于膀胱下方的器官是精囊与前列腺，其各自分泌出的精囊液与前列腺液经过混合形成精液，输入尿道。

前列腺液的颜色呈乳白色，有一种特殊的味道，被比喻为栗子花的味道。附在前列腺上的一个小囊一样的器官，就是前列腺小囊。

胎儿体内的苗勒氏管，会在之后的发育过程中形成女性的输卵管、子宫以及上阴道。而前列腺小囊在生长过程中逐渐萎缩，下半部分成了一个痕迹器官，等同于女性的子宫及阴道部位，因此前列腺小囊也被称为"男性的子宫"。

前列腺在人体中所起的作用，至今尚未完全被破解。不过就前列腺小囊而言，科学家普遍认为它已经不具备任何具体的功能。

前列腺小囊的大小为 8~10 毫米，开口处的宽度为 1~2 毫米，底部宽度为 4~6 毫米，呈袋状。其大小与形状存在个体差异，也会出现缺失及开口处锁闭的情况，同时上下分离的情况也并不鲜见。

女性的子宫壁是前列腺小囊的原型，其厚度为 1~2 厘米，大部分是由名为子宫肌层的肌肉组织构成的。

平滑肌细胞是肌肉的组成成分，在妊娠过程中会不断地进行分裂。其形状为纺锤状，长 0.045~0.2 毫米，最大可达到 0.5 毫米。随着胎儿的逐渐发育，子宫也逐渐扩大。

然而男性并没有妊娠的需要，因此前列腺小囊不须增大、增厚、增加韧性。它更像一个薄薄的、由肌肉与黏膜

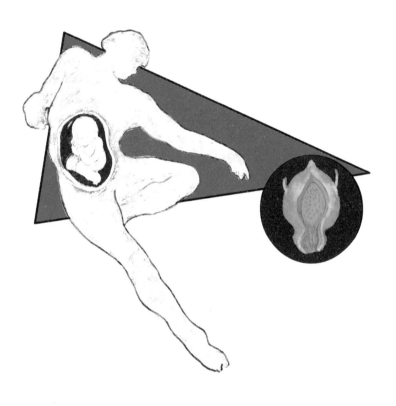

构成的小肉块。

就生殖器官而言，女性身体上也存在着男性特有的器官。

例如与前列腺相当的斯基恩氏腺。斯基恩氏腺是一个位于尿道末端附近的分泌腺，会分泌出乳白色的液体。斯基恩氏腺在不同的人之间存在个体差异，也会出现退化或者缺失的情况。

无脊椎动物的输精管上附随的腺样体有时也被称为前列腺，但实际上与真正的前列腺并不相同。前列腺是包括人类在内的灵长类以及哺乳动物中的雄性所独有的器官。因此，由这一器官引发的疾病，例如因年龄增加而导致的前列腺肥大，或因肿瘤生长引发的前列腺癌，也都是男性特有的疾病。

同样，前列腺小囊也会有一些相关疾病。

其中，前列腺小囊脓肿是一种会在幼年时期出现的疾病。脓肿，是指在软组织内出现了病变的液体。前列腺小囊脓肿常常以尿道感染并发症的形式出现。

不过，前列腺小囊并不引人注意，平日里很少有人特意关注它，因此脓肿大多是在偶然的情况下，通过影像检查被发现的。

哺乳动物中，宠物的前列腺是较多被关注到的，例如猫、狗等动物中的雄性也容易患上前列腺疾病。

狗与人类一样，随着年龄增长，常常出现前列腺肥大的情况。增大的前列腺会在空间上压迫尿道与直肠，妨碍排尿及排便。此外，由此引发的前列腺囊肿、因感染而导致的前列腺炎，也较为多见。

猫的前列腺并不发达，因此相关疾病较少，但也出现过因感染导致前列腺炎的病例报告。

不过，和人类一样，宠物的前列腺小囊的体积也很小，因此并不引人注意。

那么，利用前列腺小囊这一痕迹器官，男性是否也有可能妊娠呢？答案是，有一半的可能性。

虽然前列腺小囊不可能完全替代子宫，但男性妊娠的可能性也是存在的。

电影《小家伙》上映于 1994 年，由阿诺德·施瓦辛格主演，讲述了一位男性科学家通过实验实现了妊娠的故事。在电影外的现实世界中，男性妊娠的医学实验也正在进行之中。

2012 年，澳大利亚的一名男性在自己的腹部植入了人工子宫并且妊娠成功，这一事件引起了广泛的讨论。不过，由于人工子宫需要依靠各种机器维持功能，因此是否可以将这一过程称为妊娠，目前很多人持怀疑态度。

雄性海马的腹部生有胎囊，雌性海马将输卵管插入雄性海马的胎囊中产卵，受精过程在胎囊内完成，最终由雄性产下婴儿。人工子宫可以看作是这一过程的重现。

　　另一方面，2014 年，美国生殖医学会曾发表一则手术报告称，他们为一个具备妊娠功能的子宫实施了移植手术，手术的过程虽然复杂，但成果喜人，移植了该子宫的女性后来成功地诞下了婴儿。其实在那之前，瑞典的麦斯·布朗斯特罗姆医生已经实施了 10 例相关手术，为先天子宫缺失的女性进行了子宫移植。但直到 2014 年，子宫移植手术才在世界范围内首次出现了成功诞下婴儿的案例。

　　除了女性之外，男性也可以接受子宫移植，在技术方面，男性妊娠、生产也是可行的。从解剖学的角度来看，由于男性的骨盆比女性狭窄，子宫无法移植在骨盆内，但将子宫作为一个脏器移植到腹部，空间还是足够的。

　　那么接下来就是将子宫移植到何处的问题了。据说其中的一个可行之处，是男性的阴囊。

　　悬垂于阴茎下方的阴囊由皮肤与平滑肌构成，是睾丸的所在地。据说因为它具备强大的伸缩性，完全张开后能够容纳 10 个月大的胎儿，所以成了备选项之一。如果这个能够实现的话，男性也可以成为一名真正的母亲，身上会多出一个育儿袋，里面装着一个像圆球一样的小宝宝。

　　不过，无论以哪种方式进行子宫移植，移植后的子宫都无法实现正常的受精与分娩过程。受精过程是在体外进行的，受精成功后再将胚胎移植到子宫里，分娩也需要采用剖宫产的方式。此外，为了模拟妊娠期内女性身体发生的变化，"孕妇"需要服用雌性激素类药物。

当然，子宫移植在技术上虽然是可行的，但在给胎儿带来的重大风险、伦理性问题、法律性问题等方面的障碍尚未清除，因此要达到实际应用还有很长的一段路要走。

21

关闭的SRY基因：
女性的输精管痕迹

学生时代，你的同学当中一定有一个假小子一样的女生，短发、爱运动、性格直爽、人缘好，甚至言语间常常自称老子，身上带着不少的男性气息。不过，无论怎样，在生物学上她仍旧是一个女生，身体结构与男性完全不同。

第 159 页"男性的子宫痕迹"一篇中，讲到男性身上存在着一个类似子宫的痕迹器官，同样地，女性身上也存在着类似输精管的痕迹器官。输精管，是负责将男性的精子由精巢输送至尿道的管道。遗留在女性身上的痕迹器官沃尔夫管，就是输精管遗留下来的痕迹。

让我们来看一下人类的生殖器官的形成过程。

在尚未形成男女性别差异的胎儿身上，拥有沃尔夫管与苗勒氏管两个器官，它们在日后的发育中，将会形成与生殖功能相关的器官或组织。

在妊娠第 8 周，无论胎儿是男性还是女性，从外观上看外生殖器是没有差别的，未来，这个胎儿可能分化为男性，也可能分化为女性。

沃尔夫管也称中肾管，从名称就能知道，这是一个原本与肾脏有关的器官。它的形成过程首先由间介中胚层开始，间介中胚层是脊椎动物的排泄器官的原基。前肾[1]最先在间介中胚层形成，紧接着就是沃尔夫管，沃尔夫管向后延伸，形成肠道末端的总排出腔。在原始的圆口类动物例如盲鳗，以及多种硬骨鱼类体内，前肾发挥着等同于肾脏的功能。

而人类胎儿的前肾则逐渐退化，之后形成中肾[2]。沃尔夫管就是从中肾输送尿液的管道，也就是中肾管。苗勒氏管的位置与中肾管并列，因此苗勒氏管也被称为中肾旁管。

在中肾的旁边有一个凸起，这个凸起部位将会发育为生殖腺。如果胎儿的性别为男性，则SRY基因按下开关，凸起部位将会发育为精巢，分泌出两种激素。一种是苗勒氏管抑制激素，在其作用下，苗勒氏管细胞群逐渐缩小，结构退化，直至逐渐消失。另一种是雄性激素，也就是男性荷尔蒙，其作用是促进沃尔夫管的发育。在与沃尔夫管相连的中肾里，毛细血管球"球状体"以及输送尿液的"尿细管"逐渐发育起来，并在之后的发育过程中成为睾丸输出小管，沃尔夫管则发育成精巢上体以

---

[1] 脊椎动物在胚胎时期都有前肾，但只有鱼类和两栖类的才发挥作用。某些圆口类及少数硬骨鱼在成体中仍保留残存的前肾。——编者注
[2] 中肾位于前肾后方，鱼类和两栖类的成体中以中肾执行排泄功能。——编者注

及输精管，至此，男性生殖器官的精子输送通道就形成了。

在这一过程中，女性特有的生殖器官输卵管、子宫以及阴道的原基——苗勒氏管逐渐消失，而男性生殖器官的原基——沃尔夫管则逐渐发达起来。这就是生殖器官的分化现象，出现在妊娠期的第 12 周。

相反，如果 SRY 基因的开关没有开启，那么在母体以及卵泡内取代了雄性激素地位的雌性激素即女性荷尔蒙的影响下，苗勒氏管转化为输卵管、子宫以及阴道的一部分，就形成了女性的生殖器官。

在卵巢附近，子宫阔韧带之间和子宫壁内的卵巢冠纵管，以及卵巢动脉之间的由多条小管构成的卵巢旁体，就成了沃尔夫管的痕迹器官遗留了下来。

这就是女性身体上的输精管痕迹。

爬虫类、鸟类、哺乳类都具有上述第一性征。当然，第二性征的发育，是在由儿童向成人转变的青春期完成的。此外，间介中胚层最后部分的后肾将在骨盆中发育起来，并最终发育成为肾脏。

不过，关于沃尔夫管的形成，还存在别的学说。

美国环境卫生科学研究所的研究组在小鼠实验中发现，由精巢分泌的雄性激素的缺失并不是沃尔夫管退化的诱因，在雌性小鼠中肾 DNA 中，特异结合体蛋白质 COUP-TF Ⅱ 的缺失，才是沃尔夫管退化的原因。

一般而言，在自然界中，COUP-TF Ⅱ 缺失的小鼠在出生后马上就会死亡。研究所将实验小鼠的 COUP-TF Ⅱ 蛋白质缺失的范围控制在中肾间质内，实验后发现，雌性小鼠体内与沃尔夫管的维持相关的必要组织的形成因子受到了抑制，沃尔夫管出现了退化。

当然，这项研究要得出明确的结论，还需要今后不断地进行各项实验并提高实验精度，脊椎动物的性分化过程的确还存在着非常多的未解之谜。

并且，不同动物之间沃尔夫管的发达程度也是不同的。

鱼类与两栖类在成年后，中肾依旧作为肾脏发挥着功能，无论雄性还是雌性，体内的沃尔夫管都兼具尿道的作用。并且雄性的沃尔夫管与精巢相连接，因此也作为输精管使用。

爬虫类、鸟类、哺乳类的雄性体内仅保留了沃尔夫管，作为输精管及精囊发挥功能。雌性的中肾及沃尔夫管已经退化，只有苗勒氏管相对发达。雌性的尿道始于沃尔夫管末端的分枝，与后肾相连接。

苗勒氏管与沃尔夫管分别是由德国的解剖学家 J.P. 苗勒博士以及 C.F. 沃尔夫博士发现的，因此之后就分别以他们的名字命名。18世纪沃尔夫博士首次在论文中记载了沃尔夫管，当时是在鸟类的胚胎中发现的。

另一方面，女婴在出生时，每5000人中有1人会出现苗勒氏管相关疾病。这是一种名为"先天性苗勒氏管发育不全综合征"的生殖器官疾病，患者的外生殖器、卵巢、乳房等女性性别特征虽然是正常的，但在成年后由于阴道及子宫发育不全或者缺失，导致无法形成月经，无法受孕。这一疾病的治疗方法中最为引人注目的，是子宫移植或人工子宫等在不远的未来很有可能会普及的生殖辅助医学技术。

相反，如果染色体、性腺、生殖器官具备男性特征，但在胎儿期出现性别分化时由于精巢分泌量不足，脑内的雄性激素过少，那么胎儿在出生后有可能表现出女性性别特征。或者胎儿本身性别为女性，但在胎儿期内脑内的雄性激素过多，则在出生后有可能表现出男性性别特征。这种现象被认为是近些年来逐渐开始受到关注的性别认同障碍的一个原因。

在妊娠第20周前后，如果胎儿的雄性激素较多，那么胎儿大脑里的性中枢会将其自动识别为男性，他在出生后，也将具有男性性别特征。

大脑的分化也是一样，在这一时期，如果脑内的雄性激素较少，那么性中枢会将其判断为女性，在出生后婴儿将具有女性性别特征。大脑的性别分化在妊娠期第 90 天就已经确定了。

　　沃尔夫管、苗勒氏管均为原初器官，在男性与女性体内，一个发达，另一个退化。它们是人类乃至脊椎动物进化历程中的重要证据。不过，关于它们的功能还存在着很多谜题，有待于未来的进一步研究。

　　在人类生活方式逐渐多样化的今天，对性别差异的重新考量逐渐得到了越来越多人的关注。沃尔夫管、苗勒氏管所代表的生物进化的原点，与现代的社会性问题之间发生了如此深刻的关联，想来令人觉得有些不可思议。

　　无论在向高等动物进化的路上走得多远，人类面临的问题和产生的疑问，都是在脊椎动物诞生的时刻就已经产生了的。

　　随着人类文明的逐渐成熟，围绕着性别差异的种种争论将得到越来越广泛的关注，最终将会成为一个与进化相关的人类多样性的问题。

器官的"转用"

我们在生活中常常听到一些与进化有关的词，例如技术的进化、设计的进化……在这些语境中，进化大多代表的是进步的意思。然而，在生物学领域，进化却并不等同于进步。进化，是一个群体在经过无数个世代后某一方面的变化累积起来，形成了一个器官在性质上的变化。这种变化分为两种类型，一种是原有的器官退化为痕迹器官，另一种是原有的器官功能转化为别的用途，也就是器官的"转用"。

在进化历程中，生物体器官的功能，变得越来越复杂。但只要我们认真观察一下就会发现，后续衍生出来的各种功能大多数是原有的器官功能出现了转用现象。

鱼类来到陆地上之后，身上的鱼鳍转化为四肢，肠道的一部分转化为可在陆地上呼吸的肺脏。此外，鳃弓上的骨骼结构也转化成了下颌上的舌颌骨。随着陆地生活的推移，舌颌骨再次发生了转用，形成了听小骨，它的功能是将鼓膜接收到的声波震动传达至内耳。同样地，哺乳动物身上的嗅觉器官也逐渐转化成了用于呼吸空气的呼吸器官。

不过，有一些转用现象的出现匪夷所思。

　　蟒蛇是一种原始蛇类，它们的肛门前方有一对爪子。这对爪子就是痕迹器官，原本是与其他爬虫类一样的后肢，现在已经转化为繁殖器官，雄性蟒蛇在交配时，会使用这对爪子给予雌性蟒蛇求爱的刺激。

　　苍蝇身上的一对前翅非常醒目，但实际上它们还有一对后翅，后翅末端是一个球状小凸起，整个后翅看起来像一根小棍。后翅也被称为平衡棒，在飞行中可以作为感知平衡状态的受容体使用。这也是一种转用现象。

　　生物在进化的过程中，当一项新的功能需求产生时，比起一个新器官从零开始生长、发育、进化，将身体上原本就有但已不再需要的器官转化出新的功能，显然更加高效。

　　可以说，转用现象是进化历程中的一种循环活动。